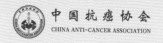

中国抗癌协会
CHINA ANTI-CANCER ASSOCIATION

神经内分泌肿瘤

中国肿瘤整合诊治指南（CACA）

CACA GUIDELINES FOR HOLISTIC INTEGRATIVE MANAGEMENT OF CANCER

2022

丛书主编 ◎ 樊代明

主　编 ◎ 陈　洁　聂勇战　吴文铭

U0244969

天津出版传媒集团
天津科学技术出版社

图书在版编目(CIP)数据

中国肿瘤整合诊治指南. 神经内分泌肿瘤. 2022 /
樊代明丛书主编；陈洁，聂勇战，吴文铭主编. -- 天津：
天津科学技术出版社，2022.5
ISBN 978-7-5576-9996-3

Ⅰ. ①中… Ⅱ. ①樊… ②陈… ③聂… ④吴… Ⅲ.
①神经递体－内分泌病－肿瘤－诊疗－指南 Ⅳ.
①R73-62

中国版本图书馆CIP数据核字(2022)第064627号

中国肿瘤整合诊治指南. 神经内分泌肿瘤. 2022
ZHONGGUO ZHONGLIU ZHENGHE ZHENZHI ZHINAN.
SHENJING NEIFENMI ZHONGLIU.2022

策划编辑：方　艳

责任编辑：胡艳杰

责任印制：兰　毅

出　　版：天津出版传媒集团
　　　　　天津科学技术出版社

地　　址：天津市西康路35号

邮　　编：300051

电　　话：(022)23332372

网　　址：www.tjkjcbs.com.cn

发　　行：新华书店经销

印　　刷：天津中图印刷科技有限公司

开本 787×1092　1/32　印张3.75　字数67 000

2022年5月第1版第1次印刷

定价：36.00元

丛书主编

樊代明

主　编

陈　洁　　聂勇战　　吴文铭

副主编

李　洁　　李景南　　楼文晖　　谭煌英　　虞先濬

编　委（姓氏笔画排序）

于江媛　　方维佳　　王　于　　王　玮　　王　峰

王　馨　　卢仁泉　　卢　俊　　叶　峰　　刘正才

刘自民　　刘　娜　　刘雪梅　　朱利明　　朱雄增

汤　伟　　汤琪云　　纪　元　　宋少莉　　宋丽杰

宋　敏　　张亚伟　　张建军　　李永强　　李恩孝

李增山　　杨润祥　　邱　萌　　邵成浩　　陆　明

陈小兵　　陈　雄　　罗　杰　　罗宴吉　　赵　宏

郝　静　　原春辉　　徐　近　　高　峻　　康　飞

曹　丹　章　真　阎　丽　曾　珊　蒋力明

蒋文涛　谢华红　蔺　蓉　薛　玲　霍　力

秘　书

陈洛海　高先春　梁　赟　王先泽

目录

神
经
内
分
泌
肿
瘤

第一章

概述

神经内分泌肿瘤（neuroendocrine neoplasms，NENs）是一类起源于肽能神经元和神经内分泌细胞，具有神经内分泌分化并表达神经内分泌标记物的少见肿瘤，可发生于全身各处，以肺及胃肠胰 NENs（gastroenteropancreatic neuroendocrine neoplasms，GEP-NENs）最常见。国内外研究数据均提示，NENs 的发病率在不断上升。美国流行病学调查结果显示，与其他类型肿瘤相比，NENs 的发病率上升趋势更为显著，在 1973—2012 年 40 年间，发病率增加了 6.4 倍，达到 6.98/10 万人年。

NENs 异质性较高，根据原发肿瘤所对应组织胚胎起源不同，可分为前肠（支气管肺、胃、十二指肠、胆道和胰腺）、中肠（空肠、回肠、阑尾和近端结肠）和后肠（远端结肠和直肠）NENs。直肠和胰腺是亚洲人群最常见的发病部位，而欧美白人，中肠和胰腺是最常见发病部位；根据是否存在特定基因胚系突变，NENs 可分为散发性和遗传性，但后者相对少见。不同基因（*MEN1*、*RET*、*VHL*、*NF1*等）的胚系突变所引起的遗传综合征各具特点；根据肿瘤是否分泌激素及产生激素相关症状，NENs可分为功能性和非功能性；病理学上，根据分化程度，NENs分为分化良好的神经内分泌瘤（neuroendocrine tumor，NET）和分化差的神经内分泌癌（neuroendocrine carcinoma，NEC）两型，不同部位的NENs有不同病理学命名、分类和分级；除此之外，在胃NENs中，根据发病机制和相关背景疾病不同，还存在与其他部位NENs不同的临床分型问题。NENs的高度异质性决定了其诊断的困难和复杂性，除了临床症状，还需包括特殊生物标记物、内镜、超声、CT、MRI等常规影像学检查以及各种功能影像学检查进行综合诊断。此外，NENs的治疗方式涵盖了内镜治疗、外科手术治疗、介入治疗、药物治疗、放疗以及肽受体放射性核素治疗（peptide receptor radionuclide therapy，PRRT）等多种手段。治疗策略的制定需要既遵循指南规范，又要在多学科整合诊治协作基础下进行个体化抉择。目前NENs国际上有不断更新的WHO病理分类分级标准，有欧洲神经内分泌肿瘤学会（European Neuroendocrine Tumor Society，ENETS）指南、欧洲肿瘤内科学会（European Society for Medical Oncology，ESMO）指南、北美神经内分泌肿瘤学会（The North American Neuroendocrine Tumor Society，NANETS）指南、美国NCCN指南等多个临床诊治指南；国内不同的专业学会包括中华医学会病理学分会、消化病学分会、外科学分会、中国临床肿瘤学会也先后制定了针对不同部位NENs的病理和临床诊治共识。鉴于NENs的诊治需要多个学科和专业的联合，我们组织相关领域专家，在现有循证证据基础上，结合已有国内外指南和共识，制定了首版中国抗癌协会神经内分泌肿瘤整合诊治指南。

神经内分泌肿瘤

第一章 概述

— 第二章 —

临床表现

第一节 功能性神经内分泌肿瘤的临床表现

功能性神经内分泌肿瘤（functional neuroendocrine neoplasms，F-NENs）是指能够分泌激素，并导致激素相关临床症状的 NENs，约占所有 NENs 的 20%。功能性肿瘤好发于胰腺，其次是小肠、支气管肺以及胸腺。胰腺 F-NENs 包括胰岛素瘤、胃泌素瘤、胰高血糖素瘤、异位促肾上腺皮质激素（adrenocorticotropic hormone，ACTH）瘤、血管活性肠肽（vasoactive intestinal polypeptide，VIP）瘤和生长抑素瘤等。小肠和支气管肺 F-NENs 常见为伴类癌综合征的肿瘤。胸腺常见为异位ACTH瘤。极少部分F-NENs可同时或异时分泌两种或以上不同的激素，尤以胃泌素合并其他功能性激素分泌最为多见，可同时表现两种或以上激素相应的临床综合征。

1 功能性胃肠神经内分泌肿瘤的临床表现

功能性胃肠神经内分泌肿瘤（functional gastrointestinal neuroendocrine neoplasms，F-GINENs）以伴随类癌综合征的小肠NENs及胃泌素瘤最为常见。

伴类癌综合征的小肠NENs患者，多存在肝转移。因肿瘤分泌5-羟色胺等血管活性激素导致突发性或持续性头面部、躯干部皮肤潮红，可因酒精、剧烈活动、精神压力或进食含3-对羟基苯胺的食物如巧克力、香蕉等诱发；轻度或中度腹泻伴腹痛，腹泻不一定与皮肤潮红同时存在，可能与肠蠕动增加有关；部分患者可出现肠系膜纤维化相关症状，表现为肠梗阻、肠缺血以及输尿管梗阻等。也可伴类癌心脏病或类癌危象。前者多表现为三尖瓣或肺动脉瓣狭窄或关闭不全，后者是由于类癌综合征相关激素快速释放入血而诱发的危象，表现为持续性皮肤潮红、支气管哮喘发作进而呼吸困难、血压异常升高或降低、心律失常、意识模糊甚至昏迷等，若抢救不及时可有生命危险。少数起源于肠嗜铬细胞的3型胃NET（胃NET分型详见第三章第七节）也可分泌血管活性激素导致不典型类癌综合征，具体表现为皮肤潮红、水肿、头痛、支气管痉挛等。

十二指肠胃泌素瘤占散发性胃泌素瘤患者的50%~88%，极少数胃泌素瘤发生于胃窦，此类肿瘤常表现为"卓-艾综合征"，主要症状常见腹痛、腹泻，呈间歇性腹泻，存在顽固、多发或非典型部位的消化性溃疡及胃食管反流，腹泻等症状多在服用质子泵抑制剂（proton pump inhibitor，PPI）后明显好转，停药后症状反复。

生长抑素瘤作为一种罕见的F-GINENs，可发生于十二指肠和空肠。肿瘤分泌生长抑素，可抑制多种激素释放。抑制胰岛素的释放可引发糖尿病；抑制胰高血糖素的释放则可导致低血糖，临床上容易误诊为胰岛素瘤；抑制胃泌素的分泌可引起消化不良或进食后上腹部饱胀感；生长抑素还可影响胆囊收缩功能进而引发胆石症，以及脂类代谢异常，使患者粪便中渗透压增高，引起脂肪泻症状。

2 功能性胰腺神经内分泌肿瘤

功能性胰腺神经内分泌肿瘤（functional pancreatic neuroendocrine neoplasms，F-pNENs）约占所有pNENs的34.4%。临床通常根据F-pNENs异常分泌激素的种类对其进行分类和命名，故准确识别患者的激素相关表现是诊断F-pNENs的前提；但由于部分F-pNENs可同时或先后分泌多种激素，故临床表现亦可相对复杂（表2-1）。

胰岛素瘤是最常见的F-pNENs，约占所有F-pNENs的94.8%，多位于胰腺内，且呈散发、单发、良性倾向特点。胰岛素瘤的典型临床表现为"Whipple

三联征"，包括：发作性低血糖症候群、发作时血糖低于2.8mmol/L、补充葡萄糖后症状消失。其中，发作性低血糖症候群具体表现为：自主神经症状（包括肾上腺素能症状：如心悸、震颤等，以及胆碱能症状：如出汗、饥饿、感觉异常等）和中枢神经症状（如焦虑、反应迟钝、意识模糊、短暂意识丧失、癫痫发作等）；长期发作性低血糖还可影响患者认知功能，并因反复加餐导致肥胖。

胃泌素瘤是第二常见的F-pNEN，多位于"胃泌素瘤三角"（即由胆囊管/胆总管交汇处、胰头/胰颈交汇处、十二指肠降部/水平部交汇处围成的三角形区域），表现为散发性（常为单发）或遗传相关性（MEN1相关，常为多发）特征。胃泌素瘤的典型临床表现是"卓-艾综合征"，主要包括难治性消化性溃疡和慢性腹泻。腹泻以水样泻为特征，并可作为胃泌素瘤的唯一临床表现；其他临床症状常包括：反酸、烧心、恶心、呕吐，以及因消化性溃疡导致的慢性腹痛甚至消化道出血及穿孔等。

其他F-pNENs常被统称为罕见功能性胰腺神经内分泌肿瘤（rare functional pancreatic neuroendocrine tumors，RFTs），主要包括：VIP瘤、胰高血糖素瘤、生长抑素瘤、产生5-羟色胺的NENs，以及更为罕见的产生ACTH、促肾上腺皮质激素释放激素、生长激素、甲状旁腺素相关肽、降钙素等的NENs。

表2-1 F-pNENs的临床分类与特征

类型	发病率 (n/10⁶/ 年)	分泌激 素	常见 部位	转移 比例	主要症状
胰岛素瘤	1~32	胰岛素	胰腺	5%~ 10%	发作性低血糖 症候群
胃泌素瘤	0.5~21.5	胃泌素	十 二 指肠、 胰腺	50%~ 60%	卓-艾综合征
VIP瘤	0.05~0.2	VIP	胰腺	40%~ 80%	水样泻、低钾 血症、胃酸缺 乏
胰高糖素瘤	0.01~0.1	胰高糖 素	胰腺	50%~ 80%	坏死游走性红 斑、贫血、葡 萄糖不耐受、 体重下降
生长抑素瘤	少见	生长抑 素	胰腺、 十 二 指肠、 空肠	50%~ 60%	糖尿病、胆石 症、腹泻、胃 酸缺乏
产生ACTH 的神经内分 泌瘤	少见	ACTH	胰腺、 胸腺	>90%	库欣综合征
产生5-羟 色胺的神经 内分泌瘤	少见	5-羟色 胺	小肠、 肺 、 胰腺	>60%	类癌综合征
产生生长激 素的神经内 分泌瘤	少见	生长激 素	胰腺、 肺	>60%	肢端肥大症

3 功能性支气管肺神经内分泌肿瘤

小部分的支气管肺 NENs 属于功能性肿瘤，临床常表现为特异性的综合征。包括分泌 5-羟色胺引起的类癌综合征；分泌 ACTH 引起的库欣综合征以及分泌促生长激素分泌激素引起的肢端肥大症。支气管肺 NENs 是比较容易发生类癌综合征的部位，其发生率可达 13%。由于功能性支气管肺 NENs 还分泌组胺代谢产物，因此引起的类癌综合征的表现与 GEP-NENs 的临床表现略有不同，特异性的症状包括流泪、喘息和流汗，并且由于激素经肺内直接进入左心，所以此类患者更易发生类癌心脏病且潮红持续时间更长，分布范围更广。

4 功能性胸腺神经内分泌肿瘤

胸腺 NENs 比较罕见，但功能性肿瘤在其中占比并不少见，最常见的是肿瘤分泌 ACTH 引起以满月脸、向心性肥胖、痤疮、紫纹、高血压和继发性糖尿病为主要表现的库欣综合征以及合并多发性内分泌腺瘤病 I 型 (multiple endocrine neoplasia type 1, MEN1) 所引起的垂体瘤、甲状旁腺腺瘤及胰腺功能性神经内分泌肿瘤所引起的相关症状。

第二节 非功能性神经内分泌肿瘤的临床表现

大部分 NENs 都是无功能性的，患者可多年甚至终身无症状，临床上也无特异性表现，大多在体检时偶然发现，或因为一些非特异性肿瘤相关临床症状如压迫、梗阻、出血和转移征象而被发现。不同部位的非特异性肿瘤相关临床症状不尽相同。如中央型肺 NENs 常表现为呼吸道症状，如咳嗽、咯血、胸痛等，胸腺和周围型肺 NENs 则多以体检偶然发现为主。胰腺 NENs 可出现梗阻性黄疸、胰源性门脉高压及胰腺炎等表现。胃 NENs 可表现为腹痛、腹胀、反酸、嗳气、烧心等症状，若肿瘤较大还可出现消化道梗阻及出血等表现。肠道 NENs 可表现为腹痛、腹胀、排便习惯改变、肠梗阻和消化道出血等。总的来说，非功能性 NENs 常起病隐匿，临床表现缺乏特异性。临床上，少数 NENs 发病初期为非功能性肿瘤，但随病程进展，逐渐出现激素分泌，成为功能性肿瘤，因此对 NENs 的临床表现需行动态观察和评估。

第三节 遗传综合征相关性神经内分泌肿瘤

大部分 NENs 分化良好、多为散发，但有 5%~

10%NENs的发生与遗传因素有关，常为胚系常染色体基因显性突变。以下为几种重要的遗传综合征相关的NENs。

MEN1是一种常染色体显性遗传疾病，发生与*MEN1*基因突变有关，常伴多个部位内分泌肿瘤形成，包括甲状旁腺腺瘤/增生（>95%），胰腺（功能性）或十二指肠NENs（20%~80%）[其中胃泌素瘤较为常见（占20%~61%），其他包括胰岛素瘤（7%~31%），胰高血糖素瘤（1%~5%），VIP瘤/生长抑素瘤（<2%），垂体腺瘤（30%~40%），支气管/胸腺类癌（<8%），肾上腺腺瘤（27%~36%）]。原发性甲状旁腺功能亢进症（primary hyperparathyroidism，pHPT）是MEN1患者最常见的临床表现，由于甲状旁腺素过度分泌引起高血钙、低血磷、高碱性磷酸酶血症以及由此引起的肾结石、骨质疏松、神经肌肉改变如疲乏及认知改变等。其次胰腺或十二指肠NENs也比较常见，由于类型和分泌的激素不同，临床表现也不同，最常见的为胃泌素瘤引起的"卓-艾综合征"。垂体腺瘤中泌乳素瘤较为常见，女性患者表现为闭经和不育，男性患者可出现阳痿。此外部分患者还可出现血管纤维瘤、胶原瘤、脂肪瘤和脑膜瘤。

多发性内分泌腺瘤病2型（multiple endocrine neoplasia type 2，MEN2），也是一种常染色体显性遗传疾病，其发生与*RET*基因功能获得性突变有关，根据临床表现不同，MEN2还可进一步细分为MEN2A和MEN2B。患者常发生甲状腺髓样癌（medullary thyroid carcinoma，MTC）（≤98%），嗜铬细胞瘤（≤50%），甲状旁腺腺瘤/增生（MEN2A≤25%，在MEN2B中很少见）。肾上腺嗜铬细胞瘤常有高血压及儿茶酚胺受体激动表现，而MEN2相关甲状旁腺功能亢进与MEN1及散发的甲状旁腺功能亢进类似。部分MEN2A表现有皮肤苔藓淀粉样变或先天性巨结肠；MEN2B患者的MTC恶性度较MEN2A患者更高，发病年龄也更低。但MEN2B患者几乎不表现甲状旁腺增生（<1%）。另外，MEN2B患者尚可有另一些特征性病变，包括特殊面容、马方综合征样体型、舌黏膜神经瘤、肠道神经节瘤等。家族性甲状腺髓样癌（FMTC）如不伴随其他内分泌恶性肿瘤，则侵袭性较低，其也属于常染色体显性遗传疾病，发生也与*RET*基因突变有关。

多发性内分泌腺瘤病4型（multiple endocrine neoplasia type 4，MEN4）是近几年才得以明确的一类常染色体显性遗传的内分泌腺瘤病，MEN4发病率极低，临床表现与MEN1相似。约10%达到MEN1诊断标准且具有MEN1表现的患者并无MEN1基因的胚系突变，而在这部分患者中，大约3%患者可检测到位于12号染色体（12p13）的*CDKN1B*基因的胚系突变，这部分患者现被称为多发性内分泌腺瘤病4型。

林道综合征（Von Hippel-Lindau syndrome，VHL综合征）亦是一种常染色体显性遗传疾病，其发生与*VHL*基因突变有关。患者常发生嗜铬细胞瘤（10%~20%），副神经节瘤（10%~20%），pNENs（5%~17%），也会出现血管母细胞瘤（视网膜或中枢神经系统）、肾透明细胞癌、内淋巴囊肿瘤及囊腺瘤。胰腺占位发生于3/4的VHL患者，可表现为pNENs、单纯囊肿及浆液性囊腺瘤等。

1型多发性神经纤维瘤病（neurofibromatosis type 1，NF1）是一种相对常见的常染色体显性遗传疾病，其发生与抑癌基因*NF1*基因突变失活密切相关。NF1表现为神经系统以及全身其他系统的多发肿瘤形成和色素异常改变，部分患者可有嗜铬细胞瘤（3%）、十二指肠NENs及胰腺NENs（罕见）。患者可表现为皮肤牛奶咖啡斑、虹膜Lisch结节和神经胶质瘤等。

结节性硬化症（tuberous sclerosis，TSC）也是一种常染色体显性遗传疾病，其发生与*TSC1*和*TSC2*基因突变有关。临床表现为典型皮肤改变、肾血管平滑肌瘤和肾透明细胞癌、多发性和弥漫性错构瘤、精神发育迟滞和神经系统改变。此外还可能发生心脏平滑肌瘤、胰腺神经内分泌肿瘤、垂体和甲状旁腺腺瘤等。

由于遗传综合征相关的NENs临床表现复杂，涉及多个脏器，建议对存在以下任何一种情况的患者进行遗传风险评估和基因检测：①发生于十二指肠、胰腺的胃泌素瘤；②肾上腺皮质癌（adrenocortical carcinoma，ACC）；③副神经节瘤（paraganglioma，PGL）或嗜铬细胞瘤（pheochromocytoma，PCC）；④多灶性pNENs；⑤患者在30岁以前出现甲状旁腺腺瘤或原发性甲状旁腺功能亢进、多发性甲状旁腺腺瘤、无明显继发原因的多发性腺体增生或反复发作的原发性甲状旁腺功能亢进；⑥临床上对存在甲状腺髓样癌或MEN2相关特征其他组合的患者需要怀疑MEN2的可能；⑦一级亲属中存在符合上述任一标准但因各种原因未能进行检测者。同时也建议符合以下2种或2种以上，或满足1种且家族史中符合以下1种或1种以上而被临床怀疑患有MEN1的患者进行评估：原发性甲状旁腺功能亢进，十二指肠NENs或胰腺NENs，发生于支气管、胸腺、胃这些前肠器官的类癌和垂体腺瘤。

— 第三章 —

诊断

第一节 实验室诊断

NENs可分泌多种肽类或胺类激素至循环系统，这些激素是NENs特有的生物标记物。常用通用循环标记物包括嗜铬粒蛋白A（chromogranin A，CgA）、神经元特异性烯醇化酶（neuron specific enolase，NSE）、胰多肽等。CgA是一种水溶性酸性糖蛋白，受肿瘤类型、肿瘤负荷及分泌水平影响，临床检测敏感性为32%~92%。若患者合并自身免疫性病、肾功不全、心力衰竭或应用PPI，血清CgA可能假阳性升高。胰抑素及嗜铬粒蛋白B（chromogranin B，CgB）不受PPI影响，但数个小规模研究显示GEP-NENs中胰抑素敏感性仅为46%~91%，而NENs患者仅有17%~57%合并CgB水平升高。多种神经内分泌来源肿瘤表达NSE，最常见于小细胞肺癌（small cell lung carcinoma，SCLC）及分化差的NEC，而分化好的NET NSE升高并不明显。两项关于GEP-NENs的系列研究共纳入超过

200名患者，NSE诊断NET的敏感性和特异性分别为39%~43%和65%~73%，综上，除CgA外，CgB、胰抑素及NSE等并不是理想诊断标记物。F-NENs可分泌特定激素，如胃泌素、胰岛素、胰高血糖素、VIP、生长抑素、5-羟色胺和ACTH等，这些激素是特定F-NENs的生物标记物。合并类癌综合征的NENs会释放大量5-羟色胺，进一步代谢生成5-羟吲哚乙酸（5 hydroxyindoleacetic，5-HIAA）从肾脏排出。根据诊断界值不同，24小时尿5-HIAA诊断类癌综合征敏感性为68%~98%，特异性为52%~89%。临床怀疑功能性NENs，可通过检测相应激素或激素代谢产物协助诊断。

NENs新型生物标记物中较为成熟的是NETest，NETest是应用转录组学的方法检测血液中51个与NENs相关的特定基因的转录产物水平，根据这51个基因表达差异与疾病进展情况相关性，利用数学模型构建出一个积分系统，0代表疾病低活动性，100%代表疾病高活动性，用于NENs的诊断及疾病活动度的评估。多项前瞻性研究显示NETest对NENs诊断的敏感性和特异性均大于90%，同时不受PPI使用的影响。此外NETest用于评价NENs治疗的疗效和患者预后也有较高效能。

此外，所有疑诊遗传综合征的患者，包括MEN1、MEN2、MEN4、VHL综合征、TSC和NF1等，均应进行相应致病基因突变或大片段缺失检测（如 *MEN1*、*RET*、*CDKN1B*、*VHL*、*TSC1*、*TSC2* 和 *NF1* 等）及遗传咨询，以制定合适的诊治及随访策略。

第二节　常规影像诊断

常规影像检查包括 CT、MRI 和 US。对 NENs，常规影像检查具有重要价值，主要用于定位诊断、临床分期、疗效评估和随访监测。疗效评估和随访均建议尽量用同一种影像检查，以保证可比性和准确性。

不同常规影像学检查各有优势，可联合应用进行优势互补。CT 作为常规选择应用最为广泛，优点包括全身扫描、标准化扫描、可重复性高等；MRI 因无辐射、软组织分辨率高、可多参数成像等优势亦可作为优选检查；US 具有无辐射和可动态观察等优点，可作为某些器官的首选检查，如心脏和甲状腺。

1　CT

CT 是肿瘤定位诊断和分期的重要手段，临床应用最为广泛，对预测预后也具有帮助。CT 是肺部病变最佳成像方法，MRI 可能会遗漏小的肺转移灶。CT 对胸腺来源病变的定位诊断及判断可切除性具优势，推荐作为首选，此外也可通过 CT 引导下穿刺协助病理诊断。胃肠道病变中优选多期增强 CT，小肠病变推荐

CT小肠造影。CT对小的淋巴结转移（<1cm）及腹膜转移诊断价值不高，不作为首选。CT对骨转移诊断灵敏度不高，仅为61%（46%~80%），对形态学未发生改变的早期骨转移价值不高，不作为首选推荐。在疗效评估和随访中，CT因可全身扫描、可重复性高等优势作为常规检查手段，主要以肿瘤大小变化为评估标准，RECIST是最常用的疗效评估标准。

2　MRI

MRI可多参数成像，包括常规成像（T1WI、T2WI）、弥散加权成像（DWI）、动态增强成像（DCE-MRI）等。MRI软组织分辨率高，对肝脏、胰腺病变的定位诊断及判断可切除性较CT更具优势，可作为优选检查或CT检查的补充手段。肝细胞特异性造影剂可提高肝转移瘤诊断的敏感性。MRI小肠造影可作为小肠病变的优选检查，与CT小肠成像价值相当。MRI对小病灶检出敏感，推荐用于脑及骨骼病变的检测，基于组织内水分子布朗运动的DWI已被常规应用于临床。MRI检测淋巴结转移的灵敏度为91%（82%~98%），优于CT（平均灵敏度83%）。在疗效评估方面，推荐MRI用于肝脏、胰腺、直肠、脑及骨等特定部位病变的评估；对年轻患者，也应视情况优选MRI以减少辐射；近年来，MRI多参数半定量评估肿瘤功能学变化也具一定价值。

3 US

US是甲状腺和甲状旁腺病变首选常规影像检查，在协助诊断MEN1和MEN2中具有重要价值。经胸超声心动图（transthoracic echocardiography，TTE）是诊断类癌心脏病的首选影像学方法。经支气管超声内镜（endobroncheal ultrasonography，EBUS）对胸腺来源病变的诊断具有帮助。对CT/MRI未能检出的肝脏病灶，可选择超声造影（contrast-enhanced ultrasonography，CEUS）或术中超声（intraoperative ultrasonography，IOUS）。超声内镜（endoscopic ultrasonography，EUS）、IOUS等技术提高了GEP-NENs的检出率；EUS结合细针穿刺吸取活检术能检出45%~60%十二指肠来源的病变和90%~100%胰腺来源的病变。在疗效评估方面，US受操作者手法和经验影响，不推荐作为首要选择。

第三节 分子影像诊断

分子影像诊断是在细胞和分子水平对疾病进行诊疗的一种无创、实时、可视化及特异性手段，能为肿瘤早期诊断、治疗及疗效评估等提供有效的临床数据，目前已经成为诊断GEP-NENs的重要方法。分子影像诊断包括单光子发射计算机断层显像（single photon emission computed tomography，SPECT）和正电子发射计算机断层显像（positron emission tomography imaging，PET）。SPECT是通过单光子核素标记药物来反映体内功能和代谢显像的仪器，SPECT显像能够反映组织器官的血液灌注和物质代谢方面的信息，常用于SPECT显像的放射性核素为 ^{99m}Tc、^{131}I、^{123}I、^{111}In 等，这些核素半衰期长，易于制备和运输，价格低，便于推广。SPECT/CT将SPECT与CT图像精确融合，能够弥补SPECT在解剖定位和分辨率方面的不足，在NENs检测方面有一定应用前景，但其灵敏度明显低于PET。PET显像通过利用正电子核素标记上构成机体的基本元素（如葡萄糖、氨基酸、核酸等物质）后，注射入体内显示活体的能量代谢、细胞增殖、血流灌注及脏器功能等信息，从而达到诊断目的。PET显像有高灵敏性、高分辨率、病灶定位准确等特点，已被广泛用于NENs的诊断中。目前常用于NENs诊断的正电子核素包括 ^{18}F 及 ^{68}Ga。

1 ^{18}F

1.1 ^{18}F-FDG

^{18}F-FDG PET/CT反映肿瘤内葡萄糖代谢情况，适用于绝大多数肿瘤（包括NENs）。^{18}F-FDG PET/CT对增殖活跃的G2-G3级NENs和NEC具有较好的诊断灵

敏度及分期价值。此外，^{18}F-FDG PET/CT对肿瘤的生物学行为有一定预测价值，肿瘤对^{18}F-FDG的摄取值越高，常提示其Ki-67指数越高、侵袭性越强，进而在选择治疗方案和判断病人预后等方面发挥作用。

1.2 ^{18}F-DOPA

^{18}F-DOPA（$^{6-18}$F-fluoro-L-dihydroxyphenylalanine）是靶向儿茶酚胺代谢的一种显像剂，也被应用于NENs的诊断中。神经内分泌细胞高表达芳香族L-氨基酸脱氢酶（aromatic acid decarboxylase，AADC），该酶可将摄取的^{18}F-DOPA转化成多巴胺的类似物^{18}F-FDA（^{18}F-fluorodopamine）。研究表明，^{18}F-DOPA在嗜铬细胞瘤、副神经节瘤、胰岛素瘤等方面的显像均优于上一代显像剂间碘苄胍（metaiiodo-benzylguanidine，MIBG），灵敏度最高可达100%。其对多种遗传性NENs的病变检出率均较高。

2 ^{68}Ga

2.1 ^{68}Ga-SSA

约80%的NENs表达生长抑素受体（somatostatin receptors，SSTRs），因此使用放射性核素标记生长抑素类似物（somatostatin analogues，SSAs）的生长抑素受体显像（somatostatin receptor imaging，SRI）被广泛应用于NENs的诊断中，其中^{68}Ga-SSA是最常用的SRI

方法，通常包括[68]Ga-DOTA-TOC（[68]Ga-DOTA-Tyr3-octreotide）、[68]Ga-DOTA-TATE（[68]Ga-DOTA-Tyr3-octreotate）及[68]Ga-DOTA-NOC（[68]Ga-DOTA-Nal3-octreotide）。研究表明，与[18]F-DOPA的显像相比，[68]Ga-SSA能够探测到更多的病灶。[68]Ga-SSA还具有一定的预测预后价值，研究表明，其在成人NENs中的低摄取常提示肿瘤的预后不良。对于G1和G2级NENs，由于其SSTRs表达量高，[68]Ga-SSA对其原发和转移灶的诊断准确度和特异度均可达95%以上，因此，[68]Ga-SSA在G1和G2级NENs的定性诊断、临床分期、病理分级、疗法选择和疗效评估方面均有明显优势。而对G3级NENs，由于细胞表面受体表达量少，[68]Ga-SSA对其诊断灵敏度下降，准确度仅为40%~60%。由于[18]F-FDG对G3级NENs及NEC具有较高诊断灵敏度，临床常将[68]Ga-SSA与[18]F-FDG联合应用，以提高疾病诊断灵敏度，并行准确分期。

2.2 ^{68}Ga-exendin-4

胰高血糖素样肽-1（glucagon-like peptide-1, GLP-1）是促进葡萄糖依赖性胰岛素分泌的内源性激素，在胰腺β细胞和胰岛素瘤表面高表达。因此，通过放射性核素标记GLP-1及其类似物在胰岛素瘤的诊治中展现独特优势。2016年国内开展的应用放射性核素[68]Ga标记GLP-1类似物艾塞那肽（exenatide）（[68]Ga-

DOTA-exendin-4）的前瞻性临床研究表明，其对胰岛素瘤的诊断灵敏度高达97%。

第四节　内镜诊断

内镜检查是对NENs行定位及定性诊断的重要手段。中央型支气管及肺NENs可通过支气管镜技术或超声支气管镜检查诊断。在出血风险高的患者，应首选硬质支气管镜检查。肿瘤在支气管镜下呈光滑、界限清楚的灰色至黄色肿块。超声内镜引导下的经支气管针吸活检能明确纵隔淋巴结性质，辅助肿瘤分期，该法显著优于传统影像学技术的诊断率，亦有可能取代纵隔镜检查。对于外周肺病变，也可通过内镜经支气管穿刺获得活检标本。

GI-NENs主要通过内镜检查和活检病理组织学进行诊断。因发病机制不同，1、2和3型胃NETs内镜下表现呈现显著差异性。1型胃NETs表现为多发息肉样病灶或黏膜下肿物，多数直径在5~8mm之间，形态不规则，多伴有红斑或中央凹陷，病灶位于胃体或胃底，胃底体黏膜常呈萎缩性胃炎改变；2型胃NETs也表现为多发息肉样病灶或黏膜下病变，病灶位于胃体或胃底，但胃黏膜呈肥厚、充血水肿改变，黏膜表面常见多发糜烂甚至溃疡；3型胃NETs多为单发，病灶可位于全胃，形态多样，可呈息肉样、溃疡型病变或黏膜下肿物，边界清晰且独立，肿瘤浸润常超过黏膜下层，周围黏膜组织大多正常。胃NEC内镜下表现与胃腺癌类似，肿瘤也可发生于胃的任何部位。直肠NENs多位于直肠中下部，典型表现为广基或无蒂的丘状黏膜下隆起，黏膜表面完整光滑，淡黄或苍白色，质地较硬，非典型表现如半息肉状、蕈伞状、甜甜圈状、黏膜表面充血、糜烂或溃疡，常提示生物学行为较恶。胶囊内镜在发现隐匿小肠NENs方面具有一定优势，不足之处在于无法实现精准定位及无法活检。小肠NENs因可能存在肠系膜纤维化及病灶多发特点，因此小肠镜对小肠NENs病变的检查价值有限。结肠镜用于结直肠和回肠末端NENs检查，结肠及回肠末端NET镜下常表现为淡黄色息肉或扁平的甜甜圈状病变，可有中心性溃疡，结直肠NEC肠镜下表现与相应部位的腺癌类似。

EUS可将胃肠道层次结构的组织学特征及周围邻近脏器病变清晰呈现出来，是食管、胃、十二指肠、胰腺和直肠NENs局部分期的首选方法，另外结合细针穿刺活检对肿瘤的病理诊断具有重要价值。在EUS下，GI-NENs典型表现为边界清楚均匀低回声病灶，一般位于黏膜肌层或黏膜下层，若侵犯胃肠壁全层，则表明恶性程度高。直径超过1cm的直肠NENs推荐使用EUS检查明确侵犯深度和排查肠周淋巴结转移。

pNENs在EUS下常表现为低回声、界限清楚、圆形、均匀的病变，部分病灶可有囊性变或钙化。部分胰腺NEC可表现为等回声病变，在少数情况下，还可表现为高回声、边缘不规则的病变。EUS对pNENs的检出率平均可达86%，诊断准确性可高达98%。EUS对胃泌素瘤和胰岛素瘤的检出率为79%~94%，其对胰头部的灵敏度较高，胰尾部的灵敏度较低。此外，在MEN1患者中，EUS检查对pNETs及>1cm的病灶检出方面优于其他标准影像学检查，还可观察病灶与血管、胰腺导管的距离，进而评估手术可行性并指导选择术式。

第五节　病理诊断

1　GEP-NENs 的病理诊断

推荐采用WHO 2019年发布的标准对GEP-NENs进行分类和分级，分级根据核分裂象计数和（或）Ki-67指数进行（表3-1）。

表3-1　GEP-NENs分类及分级标准

分类/分级	分化	核分裂象（个/2mm²）	Ki-67指数（%）
NET			
G1	良好	<2	<3
G2	良好	2 ~ 20	3 ~ 20

分类/分级	分化	核分裂象 （个/2mm²）	Ki-67指数 （%）
G3	良好	>20	>20
NEC			
LCNEC	差	>20	>20
SCNEC	差	>20	>20
MiNEN	差/良好	不一	不一

注：NET 为神经内分泌瘤；NEC 为神经内分泌癌；LCNEC 为大细胞神经内分泌癌；SCNEC 为小细胞神经内分泌癌；MiNEN 为混合性神经内分泌-非神经内分泌肿瘤。

诊断 GEP-NENs 必做的免疫组化项目包括：上皮标记（如 CK、CK8/18 等）、突触素（synaptophysin，Syn）、CgA、Ki-67；诊断 GEP-NENs 选做的免疫组化学项目包括 CD56、INSM1、SSTR2、SSTR5，O6-甲基鸟嘌呤-DNA 甲基转移酶（O6-methylguanine-DNA-methyltran-sferase，MGMT）等。对根据病理形态和细胞增殖指数仍难分类的病例，可采用免疫组化检测 TP53、RB1、死亡结构域相关蛋白（death domain associated protein，DAXX）、α 地中海贫血伴智力低下综合征 X 连锁（αthalassemia mental retardation syndrome X linked，ATRX）蛋白表达，协助确定分化良好的 NET G3 或分化差的 NEC。对于 F-NENs 推荐特定激素（如胰岛素、生长抑素、胰高血糖素、胃泌素、促肾上腺皮质激素等）免疫组化检测。

对胃NENs不仅需要分级，还要提供背景胃黏膜病理信息协助临床分型，胃NETs分为3型：1型、2型、3型，不同类型的病理形态没有区别，但背景胃黏膜和临床特征不一样，对背景胃黏膜的病理准确描述有助于临床分型。基于上述原因，对胃NETs（尤其是1、2型胃NETs）的取材要求为：对病变区，推荐采用挖掘式深取材，至少在2个部位各取材2块；对非病变区，在胃体、胃底和胃窦各取材2块。

2　肺和胸腺NENs的病理诊断

肺（支气管）及胸腺NENs的病理形态、诊断名称及分类标准基本一致，故一并叙述。肺（支气管）及胸腺NENs根据WHO 2021第五版的标准，将其分为低-中级别神经内分泌瘤（NETs），包括低级别典型类癌（typical carcinoid，TC）和中级别不典型类癌（atipical carcinoid，AC），以及高级别NEC，包括LCNEC和SCLC。诊断和分类标准是在具有NENs形态前提下，经过相关神经内分泌标志物免疫组化染色证实，并结合肿瘤坏死及核分裂指数（核分裂象数/2mm^2）两项指标进行分类（表3-2及表3-3）。

表 3-2　2021 年 WHO 支气管肺 NENs 分类诊断标准

	典型类癌	不典型类癌	大细胞神经内分泌癌	小细胞癌
性别	女性好发	女性好发	男性好发	男性好发
核分裂象	<2个/2mm²	2~10个/2mm²	>10个/2mm²（中位数70）	>10个/2mm²（中位数80）
坏死	无	无/小斑片状	有	有
Ki-67	小于5%	小于30%	30%~100%	30%~100%
TTF1	30%+，外周型	50%+，外周型	70%+	85%+
P40	阴性	阴性	阴性	阴性
非小细胞癌成分	无	无	切除标本中最高到25%	切除标本中最高到25%

表 3-3　2021 年 WHO 胸腺 NENs 分类诊断标准

肿瘤具有典型神经内分泌形态特点	典型类癌	不典型类癌	大细胞神经内分泌癌	小细胞癌
	低级别	中级别	高级别	
核分裂象	<2个/2mm²	2~10个/2mm²	>10个/2mm²（中位数45）	>10个/2mm²（中位数110）
坏死	无	无/小斑片状	有	有

Ki-67 有助于鉴别低中级别 NET 和高级别 NEC，尤其是活检小标本。但 Ki-67 在 TC 和 AC 的分类诊断中的作用有限，主要诊断标准还是以 2mm² 中肿瘤的核分裂象数及是否有坏死灶存在来界定。在非完整切除

标本，如穿刺标本（包括转移灶的活检标本），因观察局限，推荐诊断为类癌样肿瘤，非特指（not otherwise specified，NOS），而不是直接诊断为 TC 或 AC，同时写明核分裂象数（个/2mm²），有无坏死（灶性或广泛），以及 Ki-67 指数。活检标本中 LCNEC 和 SCLC 可能受组织挤压或广泛坏死影响难以鉴别时，可诊断为高级别 NEC，非特指型。免疫组化：CgA、Syn、CD56、INSM1 阳性，P40 阴性。TTF-1 在肺的 NENs 常阳性，但在胸腺 NENs 常阴性。

此外根据 WHO 分类，少数具有类癌形态学特点，但核分裂指数>10 个/2mm² 的 NENs 被归为 LCNEC，建议诊断增加备注：LCNEC（具有类癌形态的高级别 NEC）。LCNEC 或小细胞癌可与任何比例的非神经内分泌癌成分混合（命名为复合性 LCNEC 或复合性小细胞癌），诊断时需注明混合癌的类型、占比和分化程度。

3 NENs 的病理报告需要包含的基本内容

NENs 的病理报告需要包含如下内容：标本类型；肿瘤部位；肿瘤大小和数目；肿瘤浸润深度和范围；脉管、神经累及情况；核分裂象计数（个/2mm²）和（或）Ki-67 指数（热点区）；神经内分泌标志物，包括 Syn 和 CgA，以及其他标志物情况；切缘情况；淋巴结转移情况（混合性肿瘤需标明哪种成分转移）；

最终诊断。

NENs均有转移潜能，低级别、中级别、高级别NENs转移性依次升高。同时NENs具有高度空间和时间异质性，表现为同一患者的转移灶和原发灶的病理分化、分级以及分子背景可以不同，同一患者在不同时间的复发转移病灶也可出现肿瘤进化现象，因此在已有转移的患者建议根据临床需求多时多部位取材送病理，以全面评估肿瘤异质性，指导治疗方案的调整。

第六节　NENs的分期

NENs的分期目前多采用第八版AJCC分期系统，其中，尤需注意的是来源于胃肠胰的分化良好的NET，其所采用的分期系统有别于相应部位其他种类的肿瘤（表3-4和表3-5）；而来源于胃肠胰分化差的NEC、MiNEN，以及胃肠胰以外的NENs，所采用的分期系统则与相应部位的其他种类肿瘤相同（表3-6—表3-9）。

表3-4　AJCC胃肠胰NETs TNM分期

TNM定义	
T1	侵犯黏膜固有层或黏膜下层，且肿瘤直径≤1cm（胃、十二指肠、空回肠）； 局限于Oddi氏括约肌，且肿瘤直径≤1cm（壶腹部）； 肿瘤最大径≤2cm（阑尾）； 侵犯黏膜固有层或黏膜下层，且肿瘤直径≤2cm（结直肠）； 局限于胰腺内，且肿瘤直径<2cm（胰腺）

	TNM定义
T2	侵犯固有肌层，或肿瘤直径>1cm（胃、十二指肠、空回肠）； 侵犯十二指肠固有肌层或黏膜下层，或肿瘤直径>1cm（壶腹部）； 2cm<肿瘤直径≤4cm（阑尾）； 侵犯固有肌层，或侵犯黏膜固有层或黏膜下层，且肿瘤直径>2cm（结直肠）； 局限于胰腺内，且肿瘤直径2~4cm（胰腺）
T3	穿透固有肌层至浆膜下层，未突破浆膜层（胃、空回肠、结直肠）； 侵犯胰腺或胰周脂肪组织（十二指肠、壶腹部）； 肿瘤直径>4cm，或侵犯浆膜下层，或侵犯阑尾系膜（阑尾）； 局限于胰腺内，且肿瘤直径>4cm；或侵犯十二指肠或胆管（胰腺）
T4	侵犯脏层腹膜或其他器官或邻近组织（胃、空回肠、结直肠、阑尾）； 侵犯脏层腹膜或其他器官（十二指肠、壶腹部）； 侵犯邻近器官，如胃、脾、结肠、肾上腺，或大血管壁（胰腺）
N0	无区域淋巴结转移（所有部位）
N1	区域淋巴结转移，数量不限（除空回肠外其他部位） 区域淋巴结转移数量<12枚（空回肠）
N2	直径>2cm的肠系膜根部肿物和/或广泛淋巴结转移（大于12枚），尤其是包绕肠系膜上血管的淋巴结（仅针对空回肠）
M0	无远处转移（所有部位）
M1	有远处转移（所有部位）

表3-5 AJCC胃肠胰NETs分期

分期	T	N	M
Ⅰ	T1	N0	M0
Ⅱ	T2、T3	N0	M0
ⅡA*	T2	N0	M0
ⅡB*	T3	N0	M0
Ⅲ	T4 任何T	N0 N1、N2（空回肠）	M0 M0
ⅢA*	T4	N0	M0
ⅢB*	任何T	N1	M0
Ⅳ	任何T	任何N	M1

*仅适用于结直肠NET

表3-6 AJCC肺NENs TNM分期

TNM定义	
Tx	原发肿瘤无法评估，或痰液或支气管灌洗液中存在恶性细胞，但支气管镜未观察到原发肿瘤
T0	没有原发肿瘤的证据
Tis	原位癌
T1	肿瘤最大径≤3cm，周围被肺或脏层胸膜包绕，支气管镜未发现肿瘤侵犯超过叶支气管近端（即，主支气管未见肿瘤侵犯）
T1a	肿瘤最大径≤1cm，周围被肺或脏层胸膜包绕，支气管镜未发现肿瘤侵犯超过叶支气管近端（即，主支气管未见肿瘤侵犯）
T1b	肿瘤最大径>1cm，≤2cm
T1c	肿瘤最大径>2cm，≤3cm

TNM定义	
T2	肿瘤最大直径>3cm，≤5cm或有以下任一特征： 累及主支气管，无论距离气管隆嵴多远，但不包括气管隆嵴 侵犯脏层胸膜（PL1或PL2） 合并肺不张或阻塞性肺炎，延伸至肺门，累及部分或全肺。具有以上特征的T2肿瘤，若直径≤4cm或直径无法测量，归类于T2a；直径>4cm，≤5cm，则归类于T2b
T2a	肿瘤最大径>3cm，≤4cm
T2b	肿瘤最大径>4cm，≤5cm
T3	肿瘤最大直径>5cm，≤7cm，或直接侵犯以下部位：壁层胸膜（PL3），胸壁（包括肺上沟），膈神经，心包壁层，或与原发灶同一叶内的单个或多个分散的瘤结节
T4	肿瘤>7cm，或任何大小的肿瘤侵犯下列任一结构：横膈膜，纵隔，心脏，大血管，气管，喉返神经，食管，椎体，气管隆嵴，或与原发灶同侧但不同肺叶的单个或多个分散的瘤结节
Nx	区域淋巴结无法评估
N0	无区域淋巴结转移
N1	转移至同侧支气管周围和/或同侧肺门淋巴结，包括直接侵犯
N2	转移至同侧纵隔和/或锁骨下淋巴结
N3	转移至对侧纵隔，对侧肺门，同侧或对侧斜角肌或锁骨上淋巴结
M0	无远处转移
M1	有远处转移

TNM定义	
M1a	对侧肺叶出现散在的肿瘤结节；出现胸膜结节、心包结节、恶性胸腔或心包积液。大部分胸腔（心包）积液是肿瘤引起的。但在少数患者中，胸腔（心包）积液多次显微镜检查，肿瘤细胞均是阴性，且积液是非血性、非渗出液。综合考虑这些因素和临床判断确定积液与肿瘤无关时，积液应不作为分期参考因素
M1b	单个器官内单一胸外转移（包括单个非区域性结节的累及）
M1c	单个器官或多个器官发生多个胸外转移

表 3-7　AJCC 肺 NENs 分期

分期	T	N	M
隐匿性癌	Tx	N0	M0
0	Tis	N0	M0
Ⅰ A1	T1a	N0	M0
Ⅱ B	T1a	N1	M0
Ⅲ A	T1a	N2	M0
Ⅲ B	T1a	N3	M0
Ⅰ A2	T1b	N0	M0
Ⅱ B	T1b	N1	M0
Ⅲ A	T1b	N2	M0
Ⅲ B	T1b	N3	M0
Ⅰ A3	T1c	N0	M0
Ⅱ B	T1c	N1	M0
Ⅲ A	T1c	N2	M0
Ⅲ B	T1c	N3	M0
Ⅰ B	T2a	N0	M0
Ⅱ B	T2a	N1	M0
Ⅲ A	T2a	N2	M0

分期	T	N	M
ⅢB	T2a	N3	M0
ⅡA	T2b	N0	M0
ⅡB	T2b	N1	M0
ⅢA	T2b	N2	M0
ⅢB	T2b	N3	M0
ⅡB	T3	N0	M0
ⅢA	T3	N1	M0
ⅢB	T3	N2	M0
ⅢC	T3	N3	M0
ⅢA	T4	N0	M0
ⅢA	T4	N1	M0
ⅢB	T4	N2	M0
ⅢC	T4	N3	M0
ⅣA	任何T	任何N	M1a
ⅣA	任何T	任何N	M1b
ⅣB	任何T	任何N	M1c

表 3-8　AJCC 胸腺 NENs TNM 分期

TNM定义	
Tx	原发肿瘤无法评估
T0	没有原发肿瘤的证据
T1	肿瘤包绕或延伸至纵隔脂肪，可累及纵隔胸膜
T1a	无纵隔胸膜受累
T1b	纵隔胸膜受累
T2	肿瘤直接侵犯心包（部分或全层）
T3	肿瘤直接侵犯以下任何部位：肺、头臂静脉、上腔静脉、膈神经、胸壁或心包外肺动、静脉

神经内分泌肿瘤

第三章　诊断

035

T4	肿瘤侵犯以下任何部位：主动脉（升主动脉，主动脉弓或降主动脉），弓血管，心包内肺动脉，心肌，气管，食管
Nx	区域淋巴结无法评估
N0	无区域淋巴结转移
N1	前（胸腺周围）淋巴结转移
N2	胸内或颈深淋巴结转移
M0	无胸膜，心包或远处转移
M1	胸膜，心包或远处转移
M1a	单个胸膜或心包结节
M1b	肺实质结节或远处转移

表 3-9　AJCC 胸腺 NENs 分期

分期	T	N	M
Ⅰ	T1a, b	N0	M0
Ⅱ	T2	N0	M0
ⅢA	T3	N0	M0
ⅢB	T4	N0	M0
ⅣA	任何 T	N1	M0
ⅣA	任何 T	N0, 1	M1a
ⅣB	任何 T	N2	M0, M1a
ⅣB	任何 T	任何 N	M1b

第七节　胃神经内分泌肿瘤的分型诊断

胃神经内分泌肿瘤（g-NENs）的诊治较其他原发部位更为复杂，除了分级分期之外，胃神经内分泌瘤（g-NETs）根据病因及发病机制还分为不同临床亚型，临床分型、分级、分期共同决定了该类患者的预后及治疗决策。

g-NETs来源于胃内分布的四种不同类型的神经内分泌细胞，包括分布于胃底胃体的分泌组胺的肠嗜铬样细胞（ECL细胞），分布于胃窦的分泌胃泌素的G细胞，分布于全胃的分泌生长抑素的D细胞以及分泌5-羟色胺的肠嗜铬细胞（EC细胞）。其中来源于ECL细胞的g-NETs占绝大部分，ECL细胞会因为胃泌素的刺激而增生，并有可能发展为肿瘤。临床上胃NET根据其细胞起源、发病机制和背景疾病分为1型、2型和3型。其中1型和2型g-NETs均来源于ECL细胞，均有高胃泌素血症，但病因不同。1型患者的高胃泌素血症伴胃酸缺乏，主要病因为自身免疫性萎缩性胃炎，胃壁细胞破坏，胃酸缺乏或低下，引起胃窦G细胞增生而过多分泌胃泌素，进而刺激ECL细胞增生，此型多见。2型g-NETs相对少见，特点为高胃泌素血症伴胃酸过多，病因为（十二指肠或胰腺）胃泌素瘤引起的高胃泌素血症，2型患者的胃泌素瘤往往与MEN1相关。3型患者血清胃泌素正常，胃酸分泌正常，无相关疾病背景，多为单发肿瘤，病因尚不明确。

1型患者常出现饭后饱胀、嗳气等消化不良症状，无烧心反酸，早期多见，罕见转移。2型患者罕见，临床表现为卓-艾综合征。3型患者临床表现非特异性症状，无相关背景疾病，半数以上的患者在确诊时出现淋巴结转移或远处转移。g-NETs的分型诊断流程见

图3-1，各型患者的临床病理特征见表3-10。

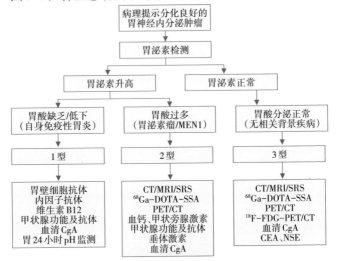

图3-1　g-NENs分型诊断流程图

表3-10　2019 WHO g-NETs分型及其临床病理特征

特征	1型ECL细胞NET	2型ECL细胞NET	3型NET
男：女	0.4：1	1：1	2.8：1
所占比例	80%~90%	5%~7%	10%~15%
高胃泌素血症	是	是	否
胃窦G细胞增生	是	否	否
胃酸分泌	低胃酸/胃酸缺乏	高胃酸	正常
背景黏膜	萎缩性胃炎	壁细胞肥大/增生	无特异改变
ECL细胞增生	是	是	否
病理分级	G1	G1	G1（罕见）
	G2（罕见）	G2（罕见）	G2
	G3（个别）		G3（罕见）
临床分期	Ⅰ-Ⅱ：95%	Ⅰ-Ⅱ：70%	Ⅰ-Ⅱ：38%
	Ⅲ：4%	Ⅲ：20%	Ⅲ：32%
	Ⅳ：1%	Ⅳ：10%	Ⅳ：30%
转移率	1%~3%	10%~30%	50%
5年生存率	~100%	60%~90%	<50%

第四章

治疗

第一节 内镜治疗

内镜的治疗主要适用于局限于黏膜和黏膜下层，无区域淋巴结和远处转移，病灶最大直径≤1cm的胃、十二指肠及结直肠的低级别（G1/G2级）、分化好的NETs。目前多种内镜技术包括内镜下黏膜切除术（endoscopic mucosal resection，EMR）、改良EMR（modified-endoscopic mucosal resection，m-EMR）、带结扎装置的EMR（EMR with ligation device，EMR-L）及内镜黏膜下剥离术（endoscopic submucosal dissection，ESD）均可取得良好效果。

1 g-NETs 的内镜治疗

对于肿瘤直径≤1 cm的1型g-NET，未浸润固有肌层且无转移者，内镜下治疗联合随访最为常用。对>1 cm的病变，经EUS评估有固有肌层侵犯和（或）局部淋巴结受累和（或）远处转移，需要手术切除。如果无固有肌层侵犯、淋巴结转移及远处转移，内镜下切除<2 cm和（或）≤6个病灶的非转移性局部病灶，与手术切除一样有效。由于1型g-NET易复发，初始治疗后1年内复发率高达65%，因此每年消化内镜精细化复查十分必要，若复发，可按上述原则行再次治疗。

2型g-NET原则上应首先手术切除原发的胃泌素瘤，若原发胃泌素瘤不能切除，使用大剂量PPI和（或）生长抑素类似物（somatostatin analogs，SSAs）控制胃泌素瘤症状。部分病人可在内镜下对局限于黏膜和黏膜下层的2型g-NET病灶进行切除，每年进行内镜监测。

3型g-NET其治疗遵循胃腺癌外科治疗原则，通常行部分或全胃切除术并清扫区域淋巴结。但经过充分内镜和影像学评估后，对直径≤1 cm、局限在黏膜内或黏膜下层、无转移的G1/G2级3型g-NET，可行内镜下EMR或ESD治疗。

2 十二指肠NEN（d-NETs）内镜治疗

对直径<1cm，无功能的非壶腹周围区域的G1/G2，且无淋巴结及远处转移的d-NET患者，推荐内镜下切除并随访，方式包括EMR、EMR-L或ESD。EMR或EMR-L的组织学完全切除率较低，ESD可实现肿瘤整

块切除，主要并发症为出血和穿孔；可通过内镜下钛夹缝合、尼龙圈辅助钛夹缝合等技术封闭创面，也可使用"over-the-scope clip（OTSC）"或用聚乙醇酸片覆盖来闭合创面，预防并发症。Vater壶腹区域或壶腹周围区域的d-NETs就诊时，多已侵犯固有肌层和出现淋巴结转移，即使直径<1cm，也应采取外科切除并淋巴结清扫。

3 结直肠NENs内镜治疗

直径≤2cm、G1/G2的结肠NETs（c-NETs），可试行内镜下ESD和EMR治疗，但若术后病检提示切除不完全或病理级别为G3，则应按结肠腺癌行规范肠段切除及淋巴结清扫。

直肠NETs（r-NETs）内镜治疗的适应证包括肿瘤直径<1cm，局限于黏膜或黏膜下层（T1期）的G1/G2级病变，原则上应同时完善EUS及盆腔MRI，在排除转移后经内镜彻底切除。EMR-L被视为小型r-NETs（1cm或更小的肿瘤）的首选治疗方法，与ESD相比操作简单且耗时更少。当EMR-L不适用时，可选择ESD治疗。对直径1~2cm的肿瘤，目前治疗方式仍存争议，应通过内镜及影像学充分评估后选择治疗方式。部分研究将r-NETs内镜治疗的上限设置为肿瘤直径<2cm，认为其转移风险最多为30%，并考虑到内镜

切除具有微创、并发症发生率相对外科手术较低等优点，但日常诊疗中发现肿瘤直径>1cm以上者，转移风险已开始增高，故应严格把握内镜切除指征。

第二节　外科治疗

1　pNENs 的外科治疗

外科治疗是 pNENs 综合治疗的重要环节（图4-1）。手术方案制定需充分考虑患者一般情况、肿瘤功能特点、遗传相关性、肿瘤分级与分期等因素，肿瘤可切除性需借助增强 CT（或 MRI）评估。对功能性肿瘤，还应重点评估患者激素相关症状严重程度，并在围术期行相应治疗。对 pNECs 采用胰腺癌标准行手术治疗。

1.1　局限期 NF-pNETs 的外科治疗

对瘤径<2cm 的微小 NF-pNETs，患者无症状、无区域淋巴结转移或局部侵犯征象，可每6~12个月行影像学随访；但对 G3 级或随访期内肿瘤迅速进展的微小 NF-pNET，应行手术治疗。部分学者对 G2 级微小 NF-pNET 的手术态度亦相对积极。术式优先推荐微创下肿瘤局部切除术；对位于胰头/钩突等特殊部位的肿瘤，可行规则性胰腺切除。微小 NF-pNETs 仍有相当比例的淋巴结转移率，目前仍推荐积极行区域淋巴结清

扫，或至少行淋巴结活检。

对直径≥2cm的NF-pNETs，推荐规则性胰腺切除（优先选择微创手术）并常规区域淋巴结清扫。其中，胰头部肿瘤可优先行保留幽门的胰十二指肠切除术，亦可行胰十二指肠切除术或保留器官的胰头切除术；胰体部肿瘤可行节段性胰腺切除术；胰尾部肿瘤可行远端胰腺切除术，包括联合脾脏切除术。尽管目前对淋巴结清扫数量尚无明确要求，但充分淋巴结清扫（如≥8枚）能改善疾病分期准确度，继而协助预后评估。

1.2　局部进展期/转移性NF-pNETs的外科治疗

pNETs的局部进展或转移并非手术绝对禁忌，但手术价值需结合具体病例全面考量，必要时要可通过多点活检全面了解肿瘤异质性协助手术决策。

对G1/G2级NF-pNETs，应力争根治性手术。若肿瘤累及邻近器官或组织，可考虑原发灶联合受累器官或组织的扩大切除。若肿瘤伴发肝转移，则应视原发灶的可切除性及肝转移灶的分型制定手术方案。通常而言，切除原发灶有助于改善患者症状，肝转移灶也可通过手术或手术联合介入治疗等手段干预。具体而言，当原发灶及转移灶均可切除时，应力争根治性手术；当原发灶可切除但转移灶切除难度较大时，推荐有效的减瘤手术（减瘤比例至少>70%）并联合肝转移瘤介入治疗；当转移灶无法切除时，原发灶切除可能带来一定获益，具体需要综合评估原发灶的大小所占整体肿瘤负荷以及是否出现肿瘤局部压迫导致的并发症；当原发灶不可切除但转移灶可切除时，通常不推荐仅行转移灶切除。此外，对拟行胰十二指肠切除术的患者，可在时序上优先处理肝转移灶；对术后需要长期应用SSAs患者，可同期行胆囊切除术。

对生物学行为较好（相对低的Ki-67指数，缓慢生长，SSTR阳性）、存在根治性手术可能的进展期G3级NF-pNET，仍应力争手术治疗。对生物学行为较差的G3级NF-pNET（相对高的Ki-67指数，快速生长，SSTR阴性）及pNEC，减瘤手术意义存在较大争议，手术常适于合并或即将出现肿瘤相关并发症的患者。

1.3 F-pNENs的外科治疗

手术不仅可改善F-pNENs患者的预后，亦可缓解其激素相关症状，故对一般情况良好的F-pNENs患者，均推荐积极手术治疗。对无转移证据的胰岛素瘤患者，可在肿瘤定位满意（包括肿瘤位置及数量）前提下优先选择肿瘤剜除术。其他F-pNENs常具较高恶性潜能，推荐行规则性胰腺切除并区域淋巴结清扫。对局部进展期/转移性F-pNENs，力争根治性手术，或积极进行减瘤手术及肝转移灶介入治疗。

1.4 遗传相关性pNENs的外科治疗

总体而言，遗传相关性pNENs的外科治疗原则与散发性pNENs类似，但此类肿瘤常具早发、多发、复发特点，具体治疗策略仍存在争议；手术时机和方案不仅需要多学科讨论，亦需要结合患者意愿。具体而言，微小NF-pNETs仍可进行积极随访，手术常适用于肿瘤直径较大或短期内肿瘤生长迅速的患者；对多数F-pNETs仍推荐手术治疗，直径较小（<2cm）的遗传相关性胃泌素瘤患者预后较好、药物控制症状效果满意，可考虑在密切复查下行药物治疗。

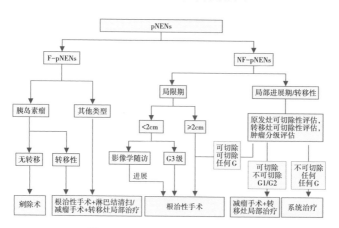

图4-1 pNENs手术治疗流程

2 胃肠NENs的外科治疗

2.1 g-NENs外科治疗

1型g-NETs：对肿瘤浸润固有肌层（T2）及以

上，或伴淋巴结转移的患者，需积极外科手术。术式可据肿瘤大小、数目、最大病灶所在部位及是否伴淋巴结转移等情况，选择胃局部切除术、胃远端切除术+淋巴结清扫或全胃切除术+淋巴结清扫等。

2型 g-NETs：术前充分评估原发胃泌素瘤和 g-NETs 位置、大小、浸润深度和可切除性。如胃泌素瘤可切除，应行原发胃泌素瘤及 g-NETs 的切除。根据患者一般情况及原发胃泌素瘤（部位/大小）选择不同术式，包括十二指肠局部切除、胰腺局部切除或肿物剜除、胰腺节段切除、胰十二指肠切除+淋巴结清扫、胰体尾切除+脾切除+淋巴结清扫等；对 g-NETs，同样应基于肿物大小、浸润深度及有无淋巴结转移选择内镜下切除、胃局部切除和部分切除±淋巴结清扫等。

3型 g-NETs：于术前充分评估肿瘤大小、部位、浸润深度、有无淋巴结转移及远处转移情况。对肿瘤>1cm、G2/G3级、浸润深度T2及以上、伴淋巴结转移时，应行根治性切除+淋巴结清扫术。

g-NECs：鉴于此类肿瘤的高恶性度，对术前未发现明显远处转移的患者，经充分肿瘤评估后应积极外科手术治疗，切除范围及淋巴结清扫范围可参照胃腺癌标准（如远端胃大部切除+D2淋巴结清扫、全胃切除+D2淋巴结清扫等），要求手术清扫淋巴结数目≥15枚以确保清扫范围及精确分期。

2.2　d-NENs外科治疗

d-NENs的外科治疗原则应综合考虑肿瘤原发部位、肿瘤大小、浸润深度、分级及是否伴有淋巴结转移。对直径小于1cm位于壶腹周围区域的肿瘤，可采取外科局部切除并淋巴结活检或清扫；对直径在1~2cm之间的肿瘤，具体治疗方式尚有争议，其中位于壶腹周围区域的肿瘤推荐采用胰十二指肠切除术。对直径>2cm或伴有淋巴结转移的肿瘤，应采取外科手术切除，包括局部切除术或胰十二指肠切除术±淋巴结清扫等。方案选择需考虑十二指肠解剖部位的特殊性及手术的复杂性，建议经充分多学科讨论后合理评估治疗方案。

2.3　空回肠NENs外科治疗

对空回肠NENs患者，鉴于临床易出现梗阻、出血等症状，应首先考虑根治性/姑息性手术切除原发灶及区域淋巴结，推荐淋巴结清扫数目不少于8枚。因可能存在多发肿瘤，术中应仔细触摸探查整段空回肠。腹腔镜手术虽然创伤较小，但可能存在切除不完全风险，尤其当肿瘤多发时，其作用并未得到高级别证据支持。因此，对肠系膜区肿瘤转移范围较大及多发性肿瘤而言，腹腔镜手术可能不是合适的术式。

2.4　阑尾NENs外科治疗

总体而言，阑尾NENs预后较好。目前外科治疗主要焦点在于手术切除范围是单纯阑尾切除术还是右半结肠切除术，主要取决于肿瘤大小、肿瘤侵犯深度及病理分级。对直径在1cm以下肿瘤，单纯阑尾切除术多可达到根治目的，只有极少数情况下肿瘤侵犯阑尾系膜>3mm或位于阑尾根部时，推荐扩大切除右半结肠。对肿瘤直径在1~2cm，如存在切缘阳性、淋巴结转移、神经血管侵犯、阑尾系膜浸润>3mm或肿瘤分级为G2/3级等高危因素，推荐行右半结肠切除术。而对肿瘤直径在2cm以上或病理确诊为低分化的NEC患者，均应扩大至右半结肠切除术。

2.5 结肠NENs（c-NENs）外科治疗

局限性c-NENs术式的选择与结肠腺癌的术式类似。c-NENs发现时直径多大于2cm，浸润深度常超过固有肌层，因此，根治性切除加淋巴结清扫是常用治疗方式，具体术式可参照结肠腺癌。此外，对内镜下未完整切除肿瘤或病理提示为NEC时，应追加根治性手术及淋巴结清扫。

2.6 直肠NENs（r-NENs）外科治疗

对于r-NENs的外科治疗，肿瘤直径、浸润深度及病理分级同样是影响治疗决策的最主要因素。对肿瘤小于1cm但肿瘤侵犯固有肌层G1或G2的患者，在排除淋巴结转移后，建议外科局部手术。而对肿瘤直径大于2cm的患者，其发生远处转移的概率大大升高

（60%~80%），应行全身影像学检查排除远处转移，若未发现远处转移，建议根治性切除，肿瘤位于中低位者应行全直肠系膜切除术（total mesorectal excision，TME），如直肠前切除术（anterior resection，AR），或腹会阴联合切除术（abdominoperineal extirpation，APE）；肿瘤位于高位推荐追加广泛系膜切除术（切除肿瘤下缘至少5cm的直肠系膜）。目前存在较多争议的主要是直径在1~2cm的r-NENs，应兼顾根治及功能保全，建议先行MRI/CT等检查排除远处转移，对肿瘤未浸润至T2且病理分级为G1/G2级时，可选用经肛门局部手术，而对肿瘤浸润达到或超过T2者，应选用骶前切除术或TME术。对少数病理提示为NEC而无远处转移者，无论肿瘤直径多大，均按相应部位腺癌术式处理。而对明确发生远处转移的r-NENs患者，手术仅适于缓解局部症状，如梗阻、出血等。

2.7　伴远处转移的胃肠NENs外科治疗

对伴有远处转移胃肠NENs，鉴于目前尚无大型前瞻性随机对照研究比较系统治疗和姑息手术对转移性胃肠NENs的生存获益，现有外科治疗原则主要依赖肿瘤的生物学行为（主要包括分化、分级、肿瘤大小、部位、侵犯范围等），以及多学科讨论的结果而定。针对功能性胃肠NENs，基于可控制激素分泌症状及潜在的生存获益，根治性切除及较高程度的减瘤术均可作为选择方案，建议术前予生长抑素类似物控制激素分泌症状，积极预防类癌危象；针对无功能性胃肠NENs，在可获得较好的疾病控制、存在肿瘤相关压迫症状、预计可获得较高比例（如90%以上）减瘤率情况下，亦可考虑行减瘤手术；对肝转移灶的处理，结合肝转移灶的分布情况（如Ⅰ/Ⅱ/Ⅲ型），射频消融（radiofrequency ablation，RFA）、肝动脉栓塞（transarterial embolization，TAE）、分步手术（two-step surgery）等均可作为可选治疗手段；而对分化好（通常Ki-67<5%）、无肝外病灶、疾病长期控制良好的高选择性患者，肝移植亦可作为选择之一。

综上所述，胃肠NENs总体外科治疗原则归纳如下：对无远处转移的胃肠NENs的治疗应首选根治性手术切除，包括原发灶的完整切除±区域淋巴结清扫。随着新型外科技术和器械的发展，传统开放手术及内镜下切除、腹腔镜手术及腹腔镜内镜联合手术等微创外科技术在有经验的医师亦可作为术式选择。值得重视的是，鉴于部分肿瘤直径较小（如<2cm）、分化良好（如G1级）的胃肠NENs的生物学行为相对惰性，及部分胃肠NENs解剖部位的特殊性（如壶腹周围、低位直肠等），在注重肿瘤根治性的同时应强调保全相应器官的功能以提高生活质量。而针对分化差的NECs，鉴于较高的肿瘤恶性度，应严格参照相应部位

的腺癌行根治性手术及彻底的区域淋巴结清扫。

3　支气管肺和胸腺 NENs 的外科治疗

在外科治疗前，必须要明确肿瘤是否具有功能。对功能性肿瘤，在外科治疗前必须控制好激素分泌所引起的各种症状。支气管肺和胸腺 NETs 的外科治疗策略需根据肿瘤大小、位置、范围、分期及有无功能来分别讨论。而支气管肺和胸腺 NEC 的外科治疗则参照其相应部位癌的外科治疗策略。

3.1　肺 NETs 的外科治疗

对能够根治性切除的肺 NETs 来说，如果能耐受手术，即使存在 N2 淋巴结转移，根治性手术切除亦是治疗首选。肺 TC 根治性术后的 5 年生存率和 10 年生存率分别为 87%~100% 和 82%~87%，要好于非根治性切除患者的预后。

手术切除的术式包括：楔形切除、肺段切除、肺叶切除和一侧肺切除。采用何种术式以及是否采用微创治疗，取决于肿瘤大小、位置、术前病理活检以及术者经验。周围型且肿瘤较小的肺 NET 适合行胸腔镜下切除和淋巴结清扫，中央型肺 NET 及可疑淋巴结转移患者则建议行传统开放手术。对存在淋巴结转移的 TC 和分级较高的 AC 建议行解剖性肺切除，行楔形切除容易复发。部分中央型肺 NET 为减少手术创伤，可考虑行肺袖状切除，但术中需对肺切缘及血管切缘行冰冻病理检查，若切缘阳性需扩大切除范围。

对存在远端支气管梗阻而无法耐受手术患者，推荐行支气管镜下肿瘤切除，在解除梗阻改善肺功能同时，亦能微创治疗无气管腔外侵犯或转移肺NET。

由于17%的肺TC和46%的肺AC存在淋巴结转移，淋巴结清扫范围将影响患者预后，因此系统性淋巴结清扫在肺NET手术治疗中很重要，建议行至少6站淋巴结清扫，包括三站肺内和肺门淋巴结、三站包括气管隆凸的中纵隔淋巴结。对分期为cT1N0的遗传相关或合并多种并发症的肺TC患者，此类肿瘤生长较为惰性，可考虑密切随访。

3.2 胸腺NETs的外科治疗

对可切除的胸腺NETs均建议行根治性手术切除，手术范围应包括肿瘤、胸腺及其周围脂肪及周围侵犯的组织。胸腺NET预后相对较差，一般不建议行姑息性切除。在切除肿瘤同时，建议行区域淋巴结的清扫。年轻男性MEN1患者，若有侵袭性胸腺瘤家族史，建议密切随访，必要时可考虑预防性全胸腺切除。

4 神经内分泌肿瘤肝转移的外科治疗

神经内分泌肿瘤肝转移（neuroendocrine neoplasms liver metastases，NENLM）外科手术治疗策略主要依据

肿瘤分级、原发灶部位、肝转移分型及临床症状决定，确保原发灶可切除（或已切除）、排除肝外转移，功能性残肝体积应≥30%，目标是R0/R1切除。

G1-G2级NENLM推荐手术切除。生物学行为良好的NET G3肝转移虽缺乏高级别证据，但临床上仍推荐手术切除。NEC生物学行为倾向腺癌甚至较腺癌差，肝转移瘤常多发、双叶分布，且术后复发率高，不推荐手术治疗。

根据病灶数目及分布情况，肝转移瘤分为3型：Ⅰ型（任何大小的单发病灶）、Ⅱ型（孤立大转移灶伴较小子转移灶，通常累及双叶）和Ⅲ型（转移瘤弥散，双叶分布）。Ⅰ型和Ⅱ型肝转移可考虑手术切除。

对不可切除的难治性功能性NENLM，减瘤手术是治疗选择之一，前提是能切除90%以上肿瘤负荷，目的是控制其功能性症状。

鉴于肝源有限、NENLM患者常伴肝外转移，且目前尚缺乏关于肝移植用于NENLM治疗有效性的高级别证据，现阶段对NENLM行肝移植治疗仍存很大争议。对符合Milan-NET标准的NENLM患者，肝移植也是选择之一，但应严格选择患者，一般只用于无肝外病灶且无法手术完整切除肝转移瘤的G1、G2级NET患者。

对伴不可切除肝转移的NENs是否行姑息性原发灶切除目前仍存争议。伴有不可切除肝转移的小肠NENs

可考虑行姑息性原发灶切除，目的是预防肿瘤或区域转移淋巴结导致的肠梗阻和肠缺血以及缓解肿瘤导致的功能性症状。对伴不可切除肝转移的pNENs，如肿瘤为G1-G2级且位于胰腺体尾部，可考虑姑息性原发灶切除术。伴不可切除肝转移的NENs行姑息性原发灶切除需严格选择患者，在多学科指导下结合患者临床症状、肿瘤生物学行为、手术安全性等方面谨慎决定治疗方案。

5 NENs的术前转化、围手术期与术后辅助治疗

术前转化治疗或新辅助治疗旨在提高进展期NENs的手术切除率。部分研究提示其在pNENs中的价值，但目前仍缺乏高级别循证医学证据。临床实践中，由于SSA的客观缓解率较低，故术前转化治疗或新辅助治疗可尝试选择化疗、部分抗血管生成药物靶向治疗及PRRT治疗。

NENs的围术期治疗以控制F-NENs患者的激素相关症状为主。对胰岛素瘤患者，可维持静滴葡萄糖或使用二氮嗪，SSAs可能加重部分患者的低血糖症状。对胃泌素瘤患者，建议用PPI或SSA，并注意避免术后突然停药。对胰高糖素瘤患者，可用低分子肝素预防血栓，并使用SSA控制高血糖及皮肤坏死游走性红斑。对VIP瘤患者，可用SSA控制腹泻并注意纠正水电解

质紊乱。对表现为库欣综合征的RFTs患者，可用肾上腺皮质激素合成酶抑制剂或受体拮抗剂。对合并类癌综合征的患者，需额外警惕术中出现类癌危象的风险（特别是减瘤手术），必要时可提高SSAs剂量并延长用药时间；此外，对合并类癌性心脏病患者，应视其心功能情况在术前予以必要专科治疗。

NENs的术后辅助治疗适于接受根治性手术但术后复发风险较高的患者，此类患者常有肿瘤分级较高、分期较晚、切缘阳性等特点。对G1/G2级GEP-NETs，不常规推荐术后辅助治疗。对G3级GEP-NETs，术后可尝试卡培他滨联合替莫唑胺方案（CAPTEM）辅助治疗，对GEP-NEC患者，术后可行卡铂/顺铂联合依托泊苷方案（EP/EC）辅助治疗。多数肺支气管及胸腺NET同样无须常规行术后辅助治疗；对分期较晚的AC患者（如N2期肺支气管NET、Ⅲ期胸腺NET等），可结合具体情况选择术后化疗（EP/EC或替莫唑胺）和/或放疗。对其他原发灶不明的NEC或肺外NEC，亦推荐行术后化疗（EP/EC方案等）和/或放疗。

第三节 内科治疗

1 主要治疗药物介绍

NENs的复杂性及异质性为其治疗带来了诸多挑

战。为制定合理的治疗方案，需对肿瘤部位、功能状态、分化情况、增殖指数、SSTR表达水平、肿瘤负荷以及疾病的进展状态进行综合分析，从而为NENs选择合理的药物治疗方案。对胃肠胰和不明原发灶NENs（图4-2）及肺/胸腺TC/AC（图4-3），其药物治疗的目的主要都在以下两方面：①缓解功能性NENs激素分泌相关的临床症状或综合征；②控制肿瘤生长。

1.1 缓解激素相关症状或综合征的药物

SSAs如长效奥曲肽（octreotide long-acting release，Octreotide LAR）及兰瑞肽水凝胶（lanreotide Auto-gel），是改善F-NENs激素相关症状的一线治疗，其缓释剂型可显著改善70%~80%类癌综合征患者的腹泻及潮红症状。推荐的标准方案为长效奥曲肽每4周20~30mg肌注，或兰瑞肽水凝胶每4周90~120mg皮下注射。如症状控制效果不理想，可缩短用药间期为每3周甚至2周。短效奥曲肽皮下注射可用于症状间歇性加重的补救治疗。若常规方案治疗失败，可考虑长效帕瑞肽。而对难治性类癌综合征，可用干扰素（inter-feron，IFN）-α或长效制剂聚乙二醇IFN-α-2b联合SSAs作为二线治疗方案。新药特罗司他乙酯是口服色氨酸羟化酶抑制剂，已在欧美国家被批准用于SSAs治疗后仍有顽固腹泻的类癌综合征患者，建议与SSAs联用。

对转移性胰岛素瘤或进展期难治性类癌综合征，可考虑使用依维莫司。在部分胰岛素瘤中，SSAs可能加剧低血糖发作，用药期间需严密监测血糖水平。而二氮嗪可通过抑制胰岛素释放控制低血糖发作。PPI可用于控制胃泌素瘤导致的胃酸相关症状，对难以控制的卓-艾综合征可采用SSAs抑制胃泌素分泌。其他类型的F-pNETs，如VIP瘤、胰高血糖素瘤、ACTH瘤等，SSAs作为标准抗激素分泌治疗用药。对异位ACTH瘤，可用皮质醇合成抑制剂或受体拮抗剂（如美替拉酮、米非司酮、米托坦、酮康唑等）控制库欣综合征相关症状。

1.2 控制肿瘤生长的药物

NENs的抗瘤增殖治疗药物包括以下几类：①生物治疗药物：如SSAs、IFN-α；②靶向药物：如哺乳动物雷帕霉素靶蛋白（mammalian target of rapamycin，mTOR）抑制剂、抗血管生成的多靶点酪氨酸激酶抑制剂（tyrosine kinase inhibitors，TKI）；③细胞毒性化学治疗药物；④免疫治疗：尚处于临床探索阶段。

1.3 生物治疗

SSAs：长效奥曲肽及兰瑞肽水凝胶是常用的SSAs，可通过结合SSTR发挥抗肿瘤增殖和促凋亡作用，其延缓肿瘤进展的疗效分别在PROMID和CLARI-NET两大Ⅲ期临床研究中得到证实。因此，SSAs被推荐作为 SSTR 阳性，生长缓慢且 Ki-67 指数≤10% 的晚期 GEP-NETs 和不明原发灶 NET 的一线治疗方案。对 SSTR 阳性生长缓慢的肺和胸腺类癌，也推荐 SSAs 作为其一线治疗。

IFN：IFN-α 或长效制剂聚乙二醇 IFN-α-2b 在 NENs 中也可发挥一定抗增殖作用。但 IFN 在临床使用中不良反应发生率较高。因此，一般不推荐将其作为抗 NENs 肿瘤生长的一线治疗，只有在少数无法接受其他抗癌药物或多种抗癌方案治疗失败情况下才谨慎考虑。

1.4 分子靶向药物

mTOR 抑制剂：依维莫司是口服有效的 mTOR 抑制剂，其在胃肠胰、肺以及不明原发灶 NETs 中延缓肿瘤进展的效果在大型 Ⅲ 期临床试验 RADIANT-3、RADIANT-4 中得到证实。因此，依维莫司被推荐用于化疗或未化疗过的进展期 G1/G2 胃肠胰、肺以及不明原发灶 NETs。在 RADIANT-2 和 COOPERATE-2 研究中，除结直肠亚组外，依维莫司联合 SSAs 并不能给进展期 pNETs、胃肠及肺 NETs 带来更持久的 PFS 获益。因此，不推荐 SSAs 与依维莫司联合用于控制肿瘤生长（结直肠 NETs 可尝试二者联合治疗）。此外，对功能性进展期 NETs，也可考虑 SSAs 与依维莫司联用。在肺及胸腺 NENs 中，依维莫司被推荐为大部分 AC 的一线治疗，或作为 TC/AC SSAs 治疗后进展的二线治疗。目前，无数据支持依维莫司在高级别 NENs 中的应用，但有小样本的回顾性研究表明依维莫司在 G3 pNETs 中可发挥一定疗效。

TKIs：舒尼替尼延缓 pNETs 进展的效果已得到大型 III 期临床试验证实，被推荐用于进展期 G1/G2 pNETs 的治疗，而在 pNECs 及 GI-NENs 中的应用尚无相关研究证据，不推荐将舒尼替尼用于非胰腺来源的 NENs。在 III 期安慰剂对照的临床试验 SANET-p 及 SANET-ep 中，新型 TKI 索凡替尼可发挥延长 pNETs 及胰腺外（包括胃肠、肺、胸腺、不明原发灶）NETs 无进展生存期（progression free survival，PFS）的疗效，推荐用于胰腺和胰外 NETs 的抗肿瘤生长治疗。最新发表的 TALENT II 期临床试验表明另一新型 TKI 仑伐替尼显示了迄今为止靶向药治疗 GEP-NETs 所能获得的最高客观有效率（objective response rate，ORR），总 ORR 为 29.9%，其中 pNETs 中高达 44.2%，GI-NETs 中为 16.4%。

1.5　细胞毒性化疗药物

（1）化疗在 G1/G2 GEP-NETs 中的应用

在 G1/G2 GEP-NETs 中，化疗主要适用于 pNETs。在一线 SSAs 治疗失败后，与靶向药物相比，什么情况应该优先考虑化疗？一般认为，临床症状明显，肿瘤负荷很大，近6～12个月肿瘤快速进展伴远处转移，或需要新辅助手段为手术创造条件，则可优先考虑化疗。链脲霉素（streptozocin，STZ）为基础的化疗是pNETs常用的选择。常用组合方案为STZ联合5-氟尿嘧啶（5-fluorouracil，5-FU）或联合阿霉素。在STZ为主的化疗失败后，可选的后续方案有：替莫唑胺±卡培他滨；奥沙利铂为主的化疗方案+5-FU或卡培他滨。尚无充分证据提示上述哪种化疗方案最佳，但在pNETs，替莫唑胺±卡培他滨方案或许可作为优先选择。替莫唑胺单药，或联合卡培他滨的CAPTEM（temozolomide/capecitabine）方案，或联合抗血管生成药物的前瞻性临床试验正在开展，可供参考的临床数据尚有限。但有小型前瞻或回顾性研究表明，替莫唑胺联合抗血管生成药物或CAPTEM方案在晚期NETs可获得15%～70%的ORR。而对G1/G2 GI-NETs，不推荐优先选择全身化疗，仅在肿瘤负荷大，快速进展，Ki-67指数水平较高（>15%），SSTR阴性且其他方案（包括生物治疗、靶向药治疗、PRRT）均失败情况下才谨慎考虑，推荐方案有CAPTEM、FOLFOX。

（2）化疗在G3 NETs中的应用

对G3 GEP-NETs，其治疗方案与G1/G2 NETs或NEC均有区别，目前尚无统一标准方案。2013年NORDIC NEC研究发现，Ki-67<55%的患者比Ki-67≥55%

的患者对一线铂类为主的化疗敏感性显著降低，分别为15%及42%。该研究对G3 NENs的治疗具有重要指导意义，强调G3 NENs的异质性，应该实施个体化治疗。因此，对分化好，Ki-67<55%的G3 NETs患者，铂类为主的传统化疗不作优先考虑，可参考G1/G2级NETs，推荐替莫唑胺为主的化疗方案。而对Ki-67≥55%的G3 NETs，可参考NECs的化疗方案。

（3）化疗在肺及胸腺NENs中的应用

对晚期进展期肺及胸腺AC，推荐替莫唑胺（±卡培他滨）作为一线化疗方案，具有较好的耐受性。而铂类为基础的化疗可作为二线治疗方案。

（4）化疗在NECs中的应用

NECs的化疗方案主要参考SCLC，将铂类为主的联合化疗作为一线方案。一线联合方案包括：EP（依托泊苷+顺铂）；EC（依托泊苷+卡铂）；IP（伊立替康+顺铂）。其中，EP方案在NECs中最常用，ORR大约30%，中位生存期1年左右。而EP方案治疗失败后，可选的二线方案非常有限，可考虑奥沙利铂为主的FOLFOX（奥沙利铂+亚叶酸钙+5-FU）方案，或伊立替康为主的FOLFIRI（伊立替康+亚叶酸钙+5-FU）方案，也有小型临床研究探索以替莫唑胺为主的方案作为EP治疗失败后的二线方案。而之前对EP方案敏感，停药超过3个月后出现进展的患者，也可考虑再回用EP方案。但对于一线铂类为基础的化疗方案失败的NECs，二线化疗的总体有效率较低，不超过18%。

1.6 免疫治疗

近年来免疫治疗，尤其是靶向细胞程序性死亡受体1/配体1 (programmed cell death protein 1/ligand 1, PD-1/L1) 的免疫检控点抑制剂 (immune checkpoint inhibitors, ICIs) 在多种肿瘤类型中显示临床疗效，而在NENs中还处于临床探索阶段，现有临床试验结果总体有效率很低。ICIs目前不推荐作为NENs的标准治疗手段，仅对于已接受规范系统的多线治疗后仍持续进展的转移性NENs患者，可在综合评估后考虑尝试ICIs治疗。评估有高度微卫星不稳定 (microsatellite instability-High, MSI-H)、错配修复缺陷 (mismatch repair deficiency, dMMR) 或肿瘤突变负荷高 (Tumor mutation burden-High, TMB-H) 的患者，是潜在的ICIs获益人群。因此，对既往已接受正规系统治疗但仍持续进展的NENs患者，在行上述免疫评估后可考虑尝试以PD-1/L1为靶点的免疫治疗。

2 胃肠胰、肺胸腺、不明原发灶NETs药物选择策略

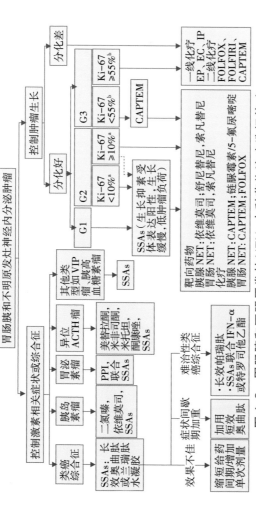

图 4-2 胃肠胰和不明原发灶 NENs 内科药物治疗选择策略

注：CAPTEM 为替莫唑胺联合卡培他滨；EP 为依托泊苷＋顺铂；EC 为依托泊苷＋卡铂；IP 为伊立替康＋顺铂；FOLFOX 为奥沙利铂＋亚叶酸钙＋5－氟尿嘧啶；FOLFIRI 为伊立替康＋亚叶酸钙＋5－氟尿嘧啶。ᵃ 此 Ki-67 截断值基于 CLARINET 研究；ᵇ 此 Ki-67 截断值基于 NORDIC 研究。

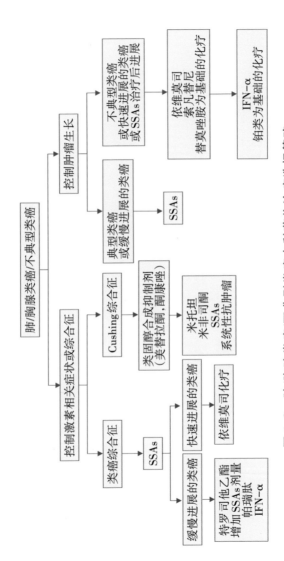

图 4-3　肺/胸腺类癌/不典型类癌内科药物治疗选择策略

3 肺和肺外 NEC 的治疗

不同分期治疗决策不同，要通过影像学及相关实验室检查进行准确分期和患者状况评估，对选择合理疗法至关重要。无远处转移，且可根治性切除的NECs，新辅助化疗不作常规推荐，根据术后分期决定是否行辅助化疗。无论原发部位，需辅助化疗者，推荐EP方案化疗4~6周期。

转移性NECs，首选全身药物抗瘤治疗，治疗前行多学科讨论，根据具体情况将患者分类，并设定治疗目标，制订治疗决策。治疗中及治疗后需及时充分评估疗效，以指导后续治疗方案。对Ki-67指数较高，或经评估考虑生物学行为差的转移性NECs，除为缓解肿瘤所致严重并发症而行手术外，通常不建议手术治疗。

3.1 晚期或转移性肺 NEC 的药物治疗

原发于肺的NECs主要包括肺LCNEC和SCLC，两者的治疗方案不完全一样。

（1）LCNEC

基本同高级别NEC的选择。一线治疗推荐EP或EC方案化疗，进展后二线治疗推荐伊立替康/拓扑替康、紫杉类、培美曲塞等方案化疗。

（2）SCLC

局限期推荐EP或EC方案行一线化疗4周期，可同步联合局部放疗。进展后二线可考虑伊立替康/拓扑替康、紫杉类、吉西他滨等药物化疗，或帕博利珠单抗及纳武利尤单抗行免疫治疗。

广泛期的一线治疗首选EC方案联合阿特珠单抗或德瓦鲁单抗以及EP方案联合德瓦鲁单抗，治疗4周期后疾病未进展者以阿特珠单抗或德瓦鲁单抗行维持治疗；或EP/EC方案化疗；在某些情况下也可考虑IP或伊立替康+卡铂（IC）方案化疗。二线治疗基本同上述局限期进展后的方案，但对停止治疗超过6个月进展的患者，可考虑重复原治疗方案。

3.2 晚期或转移性肺外 NEC 的药物治疗

肺外转移性高级别小细胞或大细胞NEC，推荐EP或EC方案行一线化疗，也可考虑IP方案。NODIC NEC回顾性研究结果显示，EP/EC方案治疗NECs的ORR为31%，中位PFS为4个月，中位总生存期（median overall survival，mOS）为11个月。Ki-67<55%的患者，对铂类为基础的化疗有效率显著低于Ki-67>55%的患者，但生存时间可显著延长。所以建议对Ki-67>55%首选EP/EC方案，而Ki-67<55%的NECs一线治疗可考虑替莫唑胺为主的方案，同时结合分化程度进行选择。

一线化疗后进展者，目前无标准二线推荐方案，EP进展者可考虑CAPTEM化疗或联合贝伐珠单抗，或伊立替康为基础方案，或奥沙利铂为基础方案（XE-LOX 或 FOLFOX）化疗。对于 dMMR/MSI-H 的患者，二线治疗也可考虑免疫检查点抑制剂单药治疗。

第四节　PRRT 治疗

PRRT（peptide receptor radionuclide therapy）即多肽受体介导的放射性核素治疗，是将发射 α 或 β 射线的放射性核素标记在肿瘤靶向多肽上，通过多肽与瘤细胞膜上受体结合并进一步内化至细胞内，发挥放射性核素射线局部照射能力，破坏 DNA 达到杀伤肿瘤目的。

常用治疗 NETs 的 PRRT 方法是将发射 β 射线的 ^{90}Y、^{177}Lu 或发射 α 射线的 ^{225}Ac 和 ^{213}Bi 等标记在 SSTR 激动剂（多肽，如 NOC 和 TATE）上，其中 ^{177}Lu-DOTATATE 已被美国 FDA 批准，因为其标记方法简单，标记产物稳定，^{177}Lu 同时发射适于治疗的 β 射线和适于显像的 γ 射线，一次药物静注后即可同时完成诊断和治疗两个过程，使诊疗一体化，更便于临床推广使用。

^{177}Lu-DOTATATE PRRT 核素治疗前需先行 SRI 显像，明确全身瘤负荷及肿瘤 SSTR 表达情况。静滴 7.4 GBq^{177}Lu-DOTATATE，每 6~10 周 1 次，3~5 次 1 个疗程，治疗同时滴注保护肾脏的药物，注射后需再次显

像评估药物在病灶中的浓聚情况。PRRT治疗主要副作用包括骨髓抑制和肾功能损伤，3%~4%的患者出现骨髓抑制，30%左右患者出现轻度肾功能损伤。

NETTER-1（229例患者）随机对照试验结果认为PRRT治疗与长效奥曲肽（30mg）联用，中肠NET患者中位PFS为28.4月，ORR为18%，疗效显著高于单纯使用长效奥曲肽（60mg）的对照组（中位PFS 8.5月，ORR 3%）。同时，联合治疗组患者症状明显缓解，生存质量评分（QoL）显著提高。因此，对药物治疗效果差、符合PRRT治疗筛选标准的中肠NET患者，PRRT可作为推荐治疗方法。而胰腺NET因疗法多，异质性高，PRRT有效性尚待前瞻性临床研究证实。PRRT目前国内仅个别单位进行小规模临床研究，尚未能使更多NENs患者受益。

目前核医学在NET PRRT治疗方面的研究还包括①多肽研究：NOC、TOC和TATE都是SSTR激动剂，显像相关研究发现拮抗剂较激动剂更易与SSTR结合，且结合数量更多，肝、脾等脏器摄取更低，靶本比高，NET病灶检出率显著提高，但更换为治疗核素后是否可达到更好疗效，目前尚无大样本研究证实。多肽研究的另一个方向是靶向非SSTR靶点的多肽研究，目前尚未发现较好靶点。②治疗核素研究：有研究认为^{90}Y的射程长，更适合体积较大肿瘤的治疗，^{225}Ac

和 ^{213}Bi 发射的 α 射线较 β 射线对 DNA 的破坏更彻底，适合 ^{177}Lu-DOTATATE PRRT 治疗后病情仍进展患者，但上述均为小样本研究结果，需更多研究证实；③G3 NET/NEC 患者 PRRT 治疗：回顾性小样本研究发现，经严格筛选的 G3 NET/NEC 患者，20%<Ki-67<55% 的患者用 PRRT 治疗后疾病控制率可达 30%~80%，PFS 为 9~23 月，OS 为 19~53 月，显著高于 Ki-67>55% 的患者。④其他问题：目前尚无明确结论、均为小样本回顾性临床研究，包括多种核医学分子影像显像方法联合、筛选 PRRT 患者、指导治疗策略及进行预后评估的具体方法；PRRT 与化疗、靶向治疗等其他临床治疗方法联合治疗是否能提高疗效。

第五节　神经内分泌肿瘤肝转移的介入治疗

　　研究表明半数以上 NENs 患者可出现肝转移，最高达 80% 以上，肝转移是重要预后不良因素。依据肝转移瘤在肝内解剖学分布特点分为三种类型：Ⅰ型为转移瘤单发或局限于肝脏一叶，外科手术可一次切除；Ⅱ型为一侧肝叶有较大或预计手术可完全切除的病灶，同时伴对侧肝脏多发病灶但可外科切除或联合消融等办法根治；65.5% 以上患者的肝转移瘤为Ⅲ型，为两叶弥漫分布的转移瘤，肿瘤负荷大，已无法行手术根治性切除。PROMID研究和CLARINET研究的数据提示，肝内肿瘤负荷大的患者药物治疗效果不佳且TTP和PFS明显缩短。

NENLM治疗由全身治疗和局部治疗两部分组成。全身治疗相关章节已有详述，此处不再赘述。对不可切除的肝转移瘤，肝脏局部治疗尤为重要。常用手段有经肝动脉途径介入治疗，如肝动脉栓塞术（transarterial embolization，TAE）/肝动脉化疗栓塞术（transarterial chemoembolization，TACE）和肝动脉放射性微球栓塞（transarterial radio-embolization，TARE）等；也可采用消融治疗方式，如射频消融、微波消融和冷冻消融等。由于NENLM血供大多数来源于肝动脉，故适合于肝动脉途径治疗，为一种针对"全肝"的治疗手段。

消融治疗适于肝内转移瘤病灶在4个以内，最大直径不超过3cm。消融可经皮、或在腹腔镜或开腹术中应用。对肝内肿瘤较局限者，肝转移瘤消融应在全身治疗基础上尽早进行。射频消融或微波消融后5年生存率为57%~84%，影响消融生存预后的主要因素有原发灶处理、肿瘤直径及级别等。F-NENs患者，消融治疗症状缓解率可达90%以上。消融并发症包括出血、脓肿、胆漏等，总体发生率约9%，需要注意的是胰十二指肠切除术后将增加肝脓肿机会。

Ⅲ型肝转移瘤患者及由于病灶所在解剖位置导致

难以外科手术切除的复杂性肝转移瘤，需经肝动脉途径介入治疗。肝动脉途径介入治疗的适应人群是：无功能性患者经治疗后进展、功能性患者或无功能性患者但肝肿瘤高负荷。经肝动脉途径介入治疗的ORR最高可达80%以上，五年生存率可达57%。低级别分化良好的NENLM患者较适合肝动脉途径介入治疗，优选的G3级别患者疗效肯定，但NEC肝转移介入疗效不确切。对肝内肿瘤负荷超过50%的患者，主张分次行介入治疗，以减轻并发症。

低级别NENLM经肝动脉途径介入治疗的方式以单纯栓塞为佳，采用小粒径栓塞剂可达到更佳疗效。目前研究表明TAE和TACE的疗效无明显统计学差异，但TAE具较高ORR，且可避免TACE术中所用化疗药物带来的不良反应。TARE与TAE/TACE疗效相近，但费用高昂，且存在放射性肝炎和远期肝纤维化等并发症。但在胰十二指肠切除术后患者，TARE引起肝脓肿机会较低。载药微球在NENLM患者应用大大增加肝胆损伤机会，肝脓肿发生率增加6.6倍，故不建议在NENLM应用。

NENLM在经肝动脉途径介入治疗后，大部分病人都会出现栓塞后综合征，如发热、一过性肝酶升高等，一般对症处理后一周内可缓解。介入术前后须用短效SSA，可有效预防NENLM在治疗后因肿瘤坏死释放激素而引起的激素相关症状。对于肝内肿瘤负荷较大患者，栓塞后还要注意肿瘤溶解综合征的可能。值得注意的是，既往接受胰十二指肠切除术或者胆道支架置入术或者胆道内外引流术的患者，在接受介入治疗时，发生肝脓肿或胆管炎的概率接近20%，故此类患者介入治疗应慎重。

第六节 NENs 的放疗

1 头颈部小细胞癌的放疗

头颈部小细胞癌（small cell carcinoma of the head and neck, SmCCHN）是一种罕见的头颈部肿瘤亚型，80%以上初诊时为Ⅲ-Ⅳ期，预后较头颈部鳞癌更差。美国国家癌症数据库（National Cancer Data Base, NCDB）分析表明，对Ⅰ/Ⅱ期患者，手术或放化疗的OS无明显差异（p = 0.78）。对局部晚期SmCCHN，手术联合放化疗与仅接受放疗和化疗相比，OS无明显差异（p = 0.46），提示放疗可能是局部晚期SmCCHN的合适治疗方式。而对转移性SmCCHN，放化疗较化疗组无显著提高OS（p = 0.14），故治疗上仍应以化疗为主。

2 支气管肺和胸腺NENs的放疗

SCLC是一种侵袭性强、分化差的NEC，分为局限期（limited-stage small cell lung cancer，LS-SCLC）和广泛期（extensive-stage small cell lung cancer，ES-SCLC）。LS-SCLC接受胸部放疗和预防性脑照射（prophylactic cranial irradiation，PCI）可有5年生存获益，并且，LS-SCLC患者接受高剂量60Gy/40Fx的超分割放疗获益更明显；ES-SCLC接受胸部原发灶放疗和化疗后部分缓解或完全缓解的患者接受全脑预防性照射也能改善OS。

肺LCNEC中，Ⅰ-Ⅱ期患者推荐根治性手术治疗，术后辅助治疗无明显获益；Ⅲ期患者手术联合放疗可显著提高OS。

支气管肺和胸腺AC手术切除后复发率高。NCDB数据库分析表明，支气管肺AC手术完整切除后，术后辅助放疗或化疗无明显获益。而对手术切缘阳性或伴纵隔淋巴结受累患者，推荐术后行辅助放疗或化疗或放化疗。另外，有回顾性研究的多因素分析表明，年轻患者、切除完全、辅助放疗、TNM分期早的胸腺AC有更好OS和PFS。

3 泌尿生殖系统小细胞癌的放疗

膀胱小细胞癌（small cell carcinoma of the urinary bladder，SCCB）是一种预后差的罕见肿瘤，建议手术、放疗及化疗多种联合治疗方式的参与以提高患者生存率。宫颈小细胞癌（small cell neuroendocrine cervical carcinoma，SCNEC）侵袭性强，预后比相同分期的鳞癌差。早期SCNEC建议根治手术，术后辅助化疗或放化疗；晚期宜用放疗联合化疗来提高OS。

4 梅克尔细胞癌的放疗

梅克尔细胞癌（merkel cell carcinoma，MCC）是原发于皮肤的神经内分泌癌，恶性程度高，术后局部复发率高达40%，对放疗敏感。临床切缘大于1cm的局部切除联合辅助放化疗可改善总生存。1/3的MCC会出现区域淋巴结转移，区域淋巴结放疗（包括淋巴引流区清扫术后辅助放疗）可减少淋巴结阳性MCC患者的复发和死亡，特别是有多个受累淋巴结或较大淋巴结病灶的患者。

5 晚期NENs的放疗

对晚期转移性NENs，全身系统治疗占主导地位，放疗可起到局部减瘤及止痛作用。对无法切除的肿瘤或广泛转移，应根据肿瘤负荷、分级和生物学特征，尤其是化疗后寡残留、寡进展或寡复发的病灶，可评估放疗参与的时机。

第七节 其他治疗

1 中医治疗

中医和西医是两套不同的医学理论体系，中医强调"整体观念""辨证论治"。中医药治疗肿瘤古籍早有记载，近几十年来中医药在减轻放化疗毒副作用及辅助晚期患者带瘤生存、改善症状等方面积累了丰富的经验。

中医药治疗NENs，在如下几方面可考虑使用：①晚期GEP-NENs，G1或G2级，肿瘤负荷较小或年老体弱者，可考虑中药辅助治疗。因其肿瘤发展缓慢，生存期较长，中医药治疗可扶正抑瘤、稳定病情。②1型g-NETs，对胃内息肉多发、反复复发的患者，中药治疗或可减缓复发，并改善因其背景疾病自身免疫性萎缩性胃炎导致的消化不良症状。③低分化NEC患者，在用化疗控制肿瘤生长同时，给予中药可减轻化疗不良反应，改善食欲、增进体力。

2 姑息治疗

姑息治疗主要是针对晚期肿瘤患者疼痛等相关症状以及心理、精神等问题所采取的积极主动的治疗和护理，目的不再是治愈患者，而是通过减轻疼痛、缓解症状及给予心理安慰和精神支持等方式以改善患者及家属的生活质量。

医师在姑息治疗前需对患者进行生理、心理、社会和精神方面的整体评估，这有助于制定一个合理的姑息治疗和护理计划。其中生理评估包括对疼痛、乏力、失眠等症状程度的判断，心理及精神方面包括对患者焦虑、抑郁等情绪的评估，社会评估主要是对家庭关系、经济压力等方面的了解。

因姑息治疗不再是专门针对肿瘤的治疗，临床中最常见的还是通过药物、局部手术等方式缓解患者疼痛、乏力等症状，治疗各种肿瘤相关并发症以及给予必要的营养支持和心理指导等。总之，姑息治疗旨在通过预防、识别和缓解身体、心理和精神问题来帮助肿瘤患者及其家属提高生活质量。

3　心理治疗

心理因素在肿瘤的发生、发展及转归中起重要作用，患者在肿瘤的早、中、晚期都可能出现不同程度的心理问题，心理痛苦更是被称作肿瘤患者的"第六生命体征"。因此关注肿瘤患者所面临的心理痛苦并予以针对性治疗和护理非常必要，NENs也不例外。

然而，如没有对肿瘤患者心理问题的正确认识、评估和及时的转诊就很难让患者得到必要支持，更不可能接受专业的心理干预。中国抗癌协会肿瘤心理学专业委员会出版了《中国肿瘤心理临床实践指南》，对"心理社会筛查及转诊"做了重点阐述，NCCN痛苦（distress）管理指南也建议在患者首诊时进行筛查并间隔一定时间后再次评估尤其是病情发生变化时。

在临床诊治过程中，医师要意识到患者的躯体症状可能引起心理症状，且可因心理症状的存在而加重躯体症状。因此，需要加强与患者及其家属的沟通，利用患者对生的渴望、依恋等积极心理给予因势利导的心理干预。对存在中重度心理问题的患者，应及时转诊使其能够接受专业的精神治疗和心理干预。

—— 第五章 ————

NENs 的多学科诊疗原则

多学科整合诊疗能给予患者个体化的整合诊治方案，在多种肿瘤诊治过程中发挥重要作用。NENs高度异质性，且分类、分型、分期相对复杂的特点，决定了多学科诊疗在NENs中必不可少。多学科诊疗原则至少包括两个方面：①多学科团队需由核心医师领导，根据患者疾病状态动态协调核心团队；②多学科诊疗需全程贯穿于患者疾病状态改变和/或治疗方案制定时。

一般而言，针对NENs的多学科整合诊疗需要一名核心医师负责领导和协调团队的运行，在此基础上，根据患者疾病状态，构建不同治疗阶段的核心团队及协助团队，随着患者疾病状态的变化，核心团队及协助团队之间可相互转化，即多学科团队的学科构成是动态变化的。例如，对于早期胃泌素瘤的诊治所需的多学科团队的核心学科包括消化内科、内分泌科、胰腺外科、放射科、核医学科及病理科等，而对发生远处转移的胃泌素瘤患者，多学科团队核心学科就需要包括肿瘤内科、介入科等学科。

多学科诊疗的必要性并不意味着患者的每一次就诊都需要经过多学科讨论，而指在患者疾病状态改变时或可能改变时，需由多学科讨论进行确认，在此基础上，进一步讨论如何调整或制定患者新的综合治疗方案。

— 第六章 —

NENs 的预防及早筛

尽管目前尚无针对遗传性 NENs 突变基因的药物用于预防 NENs 的形成，但对遗传性 NENs 患者的家属，通过检测相应致病基因，可发现相应胚系突变致病基因的携带者，进行早期、定期影像学筛查，有助于早期发现 NENs 并进行相应治疗，从而达到预防肿瘤转移的目的。

散发性 NENs 的发病机制还远未能明确，因此，大部分散发性 NENs 目前尚无法预防。对 F-NENs 患者，早期识别其相对特异的临床表现并进行鉴别诊断，有助于早期发现 F-NENs。对 NF-NENs 患者，通过常规体检，包括胃肠镜检查及 B 超、CT 等影像检查手段，可能发现部分早期患者。1 型 g-NETs 生长速度较慢，每年常规胃镜筛查并处理较大的 NETs 病灶，可避免 1 型 g-NETs 发生转移；2 型 g-NETs 可通过切除胃泌素瘤而预防，并通过切除较大的 g-NETs 病灶，避免肿瘤转移；通过胃肠镜筛查并及时切除 d-NETs 和 r-NETs 病灶，也可预防其转移。

第七章

预后及随访

肿瘤的部位、功能状态、病理分级和分化程度、分期及治疗方式决定了患者的预后。分化好的NET即使出现远处转移，亦能获得较长生存期，行根治性切除术后的患者，生存期可长达5年甚至10年。而分化差的NEC其预后远差于同部位的其他恶性肿瘤，文献报道的中位生存期仅12~19个月。

除行R0切除且无不良组织学特征的G1级直肠或阑尾的小肿瘤（最大径<1cm）患者可不进行长期随访外，大部分患者需终生随访。随访间隔取决于患者的肿瘤分级、分期、有无功能及预后相关危险因素。G1和Ki-67指数<5%的G2患者建议每6~12个月复查一次，Ki-67指数>5%的G2患者每3~6个月复查一次，G3和NEC患者建议每2~3个月复查一次。类癌与非典型类癌患者建议根据肿瘤分类、生长速度以及激素症状控制情况，每3~12个月随访一次。尤其是胸腺NET，预后较差，即使肿瘤分化好、分级低、R0切除后也建议密切定期随访。

随访主要观察肿瘤进展及功能性肿瘤激素相关症状的控制，同时对有遗传相关综合征的患者需警惕其他部位病变，对长期服用抗瘤药物治疗的患者需监测药物不良反应。随访内容包括临床症状观察、生化指标检测及胸腹盆增强CT或MRI等常规影像学检查。根据临床需要可加做生长抑素显像PET/CT或PET/MRI以及FDG-PET/CT。如在随访过程中出现新发转移，同时肿瘤生物学行为发生变化（如短时间快速进展或FDG代谢和SSTR表达较前改变），需要重新活检进行病理再评估。

参考文献

[1] DASARI A, SHEN C, HALPERIN D, et al. Trends in the Incidence, Prevalence, and Survival Outcomes in Patients With Neuroendocrine Tumors in the United States [J]. JAMA Oncol, 2017, 3 (10): 1335-42.

[2] FANG C, WANG W, ZHANG Y, et al. Clinicopathologic characteristics and prognosis of gastroenteropancreatic neuroendocrine neoplasms: a multicenter study in South China [J]. Chinese journal of cancer, 2017, 36 (1): 51.

[3] FAN J H, ZHANG Y Q, SHI S S, et al. A nation-wide retrospective epidemiological study of gastroenteropancreatic neuroendocrine neoplasms in china [J]. Oncotarget, 2017, 8 (42): 71699-708.

[4] MINNETTI M, GROSSMAN A. Somatic and germline mutations in NETs: Implications for their diagnosis and management [J]. Best practice & research Clinical endocrinology & metabolism, 2016, 30 (1): 115-27.

[5] FALCONI M, ERIKSSON B, KALTSAS G, et al. ENETS Consensus Guidelines Update for the Management of Patients with Functional Pancreatic Neuroendocrine Tumors and Non-Functional Pancreatic Neuroendocrine Tumors [J]. Neuroendocrinology, 2016, 103 (2): 153-71.

[6] DELLE FAVE G, O'TOOLE D, SUNDIN A, et al. ENETS Consensus Guidelines Update for Gastroduodenal Neuroendocrine Neoplasms [J]. Neuroendocrinology, 2016, 103 (2): 119-24.

[7] XU J, SHEN L, ZHOU Z, et al. Surufatinib in advanced extrapancreatic neuroendocrine tumours (SANET-ep): a randomised, double-blind, placebo-controlled, phase 3 study

参考文献

[J]. Lancet Oncol, 2020, 21 (11): 1500-12.

[8] XU J, SHEN L, BAI C, et al. Surufatinib in advanced pancreatic neuroendocrine tumours (SANET-p): a randomised, double-blind, placebo-controlled, phase 3 study [J]. Lancet Oncol, 2020, 21 (11): 1489-99.

[9] STROSBERG J, EL-HADDAD G, WOLIN E, et al. Phase 3 Trial of (177) Lu-Dotatate for Midgut Neuroendocrine Tumors [J]. N Engl J Med, 2017, 376 (2): 125-35.

[10] CAPLIN M E, PAVEL M, ĆWIKŁA J B, et al. Lanreotide in metastatic enteropancreatic neuroendocrine tumors [J]. N Engl J Med, 2014, 371 (3): 224-33.

[11] YAO J C, SHAH M H, ITO T, et al. Everolimus for advanced pancreatic neuroendocrine tumors [J]. N Engl J Med, 2011, 364 (6): 514-23.

[12] RAYMOND E, DAHAN L, RAOUL J L, et al. Sunitinib malate for the treatment of pancreatic neuroendocrine tumors [J]. N Engl J Med, 2011, 364 (6): 501-13.

[13] FIORE F, DEL PRETE M, FRANCO R, et al. Transarterial embolization (TAE) is equally effective and slightly safer than transarterial chemoembolization (TACE) to manage liver metastases in neuroendocrine tumors [J]. Endocrine, 2014, 47 (1): 177-82.

[14] YIMING, LIU, WENCHUAN, et al. Quantitative Pretreatment CT Parameters as Predictors of Tumor Response of NET Liver Metastasis to TAE [J]. Neuroendocrinology, 2019.

[15] 樊代明. 整合肿瘤学 临床卷[M]. 北京. 科学出版社, 2021: 289.

[16] The current surgical treatment of pancreatic neuroendocrine neoplasms in China: a national wide cross-sectional study [J]. 胰腺病学杂志: 英文, 2019, 002 (002): 35-42.

[17] WU W, CHEN J, BAI C, et al. The Chinese guidelines for

the diagnosis and treatment of pancreatic neuroendocrine neoplasms (2020) [J]. Journal of Pancreatology, 2021, 4 (1): 1-17.

[18] HALPERIN D M, SHEN C, DASARI A, et al. Frequency of carcinoid syndrome at neuroendocrine tumour diagnosis: a population-based study [J]. Lancet Oncol, 2017, 18 (4): 525-34.

[19] FILOSSO P L, YAO X, AHMAD U, et al. Outcome of primary neuroendocrine tumors of the thymus: a joint analysis of the International Thymic Malignancy Interest Group and the European Society of Thoracic Surgeons databases [J]. The Journal of thoracic and cardiovascular surgery, 2015, 149 (1): 103-9. e2.

[20] MAROTTA V, ZATELLI M C, SCIAMMARELLA C, et al. Chromogranin A as circulating marker for diagnosis and management of neuroendocrine neoplasms: more flaws than fame [J]. Endocrine-related cancer, 2018, 25 (1): R11-r29.

[21] HOFLAND J, ZANDEE W T, DE HERDER W W. Role of biomarker tests for diagnosis of neuroendocrine tumours [J]. Nature reviews Endocrinology, 2018, 14 (11): 656-69.

[22] NOBELS F R, KWEKKEBOOM D J, COOPMANS W, et al. Chromogranin A as serum marker for neuroendocrine neoplasia: comparison with neuron-specific enolase and the alpha-subunit of glycoprotein hormones [J]. J Clin Endocrinol Metab, 1997, 82 (8): 2622-8.

[23] BAUDIN E, GIGLIOTTI A, DUCREUX M, et al. Neuron-specific enolase and chromogranin A as markers of neuroendocrine tumours [J]. Br J Cancer, 1998, 78 (8): 1102-7.

[24] MEIJER W G, KEMA I P, VOLMER M, et al. Discriminating capacity of indole markers in the diagnosis of carcinoid tumors [J]. Clinical chemistry, 2000, 46 (10): 1588-96.

[25] MODLIN I M，DROZDOV I，KIDD M. The identification of gut neuroendocrine tumor disease by multiple synchronous transcript analysis in blood [J]. PLoS One，2013，8（5）：e63364.

[26] MODLIN I M，DROZDOV I，ALAIMO D，et al. A multianalyte PCR blood test outperforms single analyte ELISAs（chromogranin A，pancreastatin，neurokinin A）for neuroendocrine tumor detection [J]. Endocrine-related cancer，2014，21（4）：615-28.

[27] LEWIS M A. Hereditary Syndromes in Neuroendocrine Tumors [J]. Curr Treat Options Oncol，2020，21（6）：50.

[28] EISENHAUER E A，THERASSE P，BOGAERTS J，et al. New response evaluation criteria in solid tumours：revised RECIST guideline（version 1.1）[J]. European Journal of Cancer，2009，45（2）：0-247.

[29] YU R，WACHSMAN A. Imaging of Neuroendocrine Tumors：Indications，Interpretations，Limits，and Pitfalls [J]. Endocrinol Metab Clin North Am，2017，46（3）：795-814.

[30] PAVEL M，ÖBERG K，FALCONI M，et al. Gastroenteropancreatic neuroendocrine neoplasms：ESMO Clinical Practice Guidelines for diagnosis，treatment and follow-up [J]. Ann Oncol，2020，31（7）：844-60.

[31] SUNDIN A，ARNOLD R，BAUDIN E，et al. ENETS Consensus Guidelines for the Standards of Care in Neuroendocrine Tumors：Radiological，Nuclear Medicine & Hybrid Imaging [J]. Neuroendocrinology，2017，105（3）：212-44.

[32] DAVAR J，CONNOLLY H M，CAPLIN M E，et al. Diagnosing and Managing Carcinoid Heart Disease in Patients With Neuroendocrine Tumors：An Expert Statement [J]. Journal of the American College of Cardiology，2017，69（10）：1288-304.

[33] BEIDERWELLEN K，SABET A，LAUENSTEIN T C，et al.

[Pancreatic neuroendocrine neoplasms] [J]. Radiologe, 2016, 56 (4): 348-54.

[34] BINDERUP T, KNIGGE U, LOFT A, et al. Functional imaging of neuroendocrine tumors: a head-to-head comparison of somatostatin receptor scintigraphy, 123I-MIBG scintigraphy, and 18F-FDG PET [J]. J Nucl Med, 2010, 51 (5): 704-12.

[35] RINZIVILLO M, PARTELLI S, PROSPERI D, et al. Clinical Usefulness of (18) F-Fluorodeoxyglucose Positron Emission Tomography in the Diagnostic Algorithm of Advanced Entero-Pancreatic Neuroendocrine Neoplasms [J]. Oncologist, 2018, 23 (2): 186-92.

[36] KUIK W J, KEMA I P, BROUWERS A H, et al. In vivo biodistribution of no-carrier-added 6 - 18F-fluoro-3, 4-dihydroxy-L-phenylalanine (18F-DOPA), produced by a new nucleophilic substitution approach, compared with carrier-added 18F-DOPA, prepared by conventional electrophilic substitution [J]. J Nucl Med, 2015, 56 (1): 106-12.

[37] PICCARDO A, LOPCI E, CONTE M, et al. Comparison of 18F-dopa PET/CT and 123I-MIBG scintigraphy in stage 3 and 4 neuroblastoma: a pilot study [J]. Eur J Nucl Med Mol Imaging, 2012, 39 (1): 57-71.

[38] CARIDEO L, PROSPERI D, PANZUTO F, et al. Role of Combined [(68) Ga]Ga-DOTA - SST Analogues and [(18) F]FDG PET/CT in the Management of GEP-NENs: A Systematic Review [J]. Journal of clinical medicine, 2019, 8 (7).

[39] MARZOLA M C, CHONDROGIANNIS S, GRASSETTO G, et al. 18F-DOPA PET/CT in the evaluation of hereditary SDH-deficiency paraganglioma-pheochromocytoma syndromes [J]. Clin Nucl Med, 2014, 39 (1): e53-8.

[40] PAUWELS E, CLEEREN F, BORMANS G, et al. Somatostatin receptor PET ligands - the next generation for clinical prac-

神经内分泌肿瘤

参考文献

tice [J]. American journal of nuclear medicine and molecular imaging, 2018, 8 (5): 311-31.

[41] PUTZER D, GABRIEL M, KENDLER D, et al. Comparison of (68) Ga-DOTA-Tyr (3) -octreotide and (18) F-fluoro-L-dihydroxyphenylalanine positron emission tomography in neuroendocrine tumor patients [J]. The quarterly journal of nuclear medicine and molecular imaging: official publication of the Italian Association of Nuclear Medicine (AIMN) [and] the International Association of Radiopharmacology (IAR), [and] Section of the So, 2010, 54 (1): 68-75.

[42] GAINS J E, ALDRIDGE M D, MATTOLI M V, et al. 68Ga-DOTATATE and 123I-mIBG as imaging biomarkers of disease localisation in metastatic neuroblastoma: implications for molecular radiotherapy [J]. Nuclear medicine communications, 2020, 41 (11): 1169-77.

[43] TELLI T, LAY ERGüN E, VOLKAN SALANCI B, et al. The Complementary Role of 68Ga-DOTATATE PET/CT in Neuroblastoma [J]. Clin Nucl Med, 2020, 45 (4): 326-9.

[44] TORUN N. 68Ga-DOTA-TATE in Neuroblastoma With Marrow Involvement [J]. Clin Nucl Med, 2019, 44 (6): 467-8.

[45] KIM Y I, YOO C, OH S J, et al. Tumour-to-liver ratio determined by [(68) Ga]Ga-DOTA-TOC PET/CT as a prognostic factor of lanreotide efficacy for patients with well-differentiated gastroenteropancreatic-neuroendocrine tumours [J]. EJNMMI research, 2020, 10 (1): 63.

[46] LIU B, ZHANG Z, WANG H, et al. Preclinical evaluation of a dual sstr2 and integrin α (v) β (3) -targeted heterodimer [(68) Ga]-NOTA-3PEG (4) -TATE-RGD [J]. Bioorganic & medicinal chemistry, 2019, 27 (21): 115094.

[47] LUO Y, PAN Q, YAO S, et al. Glucagon-Like Peptide-1 Receptor PET/CT with 68Ga-NOTA-Exendin-4 for Detecting Lo-

calized Insulinoma: A Prospective Cohort Study [J]. J Nucl Med, 2016, 57 (5): 715-20.

[48] HöRSCH D, SCHMID K W, ANLAUF M, et al. Neuroendocrine tumors of the bronchopulmonary system (typical and atypical carcinoid tumors): current strategies in diagnosis and treatment. Conclusions of an expert meeting February 2011 in Weimar, Germany [J]. Oncology research and treatment, 2014, 37 (5): 266-76.

[49] CAPLIN M E, BAUDIN E, FEROLLA P, et al. Pulmonary neuroendocrine (carcinoid) tumors: European Neuroendocrine Tumor Society expert consensus and recommendations for best practice for typical and atypical pulmonary carcinoids [J]. Ann Oncol, 2015, 26 (8): 1604-20.

[50] O'TOOLE D, PALAZZO L. Endoscopy and Endoscopic Ultrasound in Assessing and Managing Neuroendocrine Neoplasms [J]. Frontiers of hormone research, 2015, 44 (88-103.

[51] CHEN L, GUO Y, ZHANG Y, et al. Development of a novel scoring system based on endoscopic appearance for management of rectal neuroendocrine tumors [J]. Endoscopy, 2021, 53 (7): 702-9.

[52] RAMAGE J K, DE HERDER W W, DELLE FAVE G, et al. ENETS Consensus Guidelines Update for Colorectal Neuroendocrine Neoplasms [J]. Neuroendocrinology, 2016, 103 (2): 139-43.

[53] KHASHAB M A, YONG E, LENNON A M, et al. EUS is still superior to multidetector computerized tomography for detection of pancreatic neuroendocrine tumors [J]. Gastrointest Endosc, 2011, 73 (4): 691-6.

[54] DI LEO M, POLIANI L, RAHAL D, et al. Pancreatic Neuroendocrine Tumours: The Role of Endoscopic Ultrasound Biopsy in Diagnosis and Grading Based on the WHO 2017 Classifi-

神经内分泌肿瘤

参考文献

cation [J]. Digestive diseases（Basel, Switzerland）, 2019, 37
（4）: 325–33.

[55] COSTA R D D, KEMP R, SANTOS J S D, et al. THE ROLE
OF CONVENTIONAL ECHOENDOSCOPY（EUS）IN THER-
APEUTIC DECISIONS IN PATIENTS WITH NEUROENDO-
CRINE GASTROINTESTINAL TUMORS [J]. Arquivos
brasileiros de cirurgia digestiva: ABCD = Brazilian archives of
digestive surgery, 2020, 33（2）: e1512.

[56] PELLICANO R, FAGOONEE S, ALTRUDA F, et al. Endo-
scopic imaging in the management of gastroenteropancreatic
neuroendocrine tumors [J]. Minerva endocrinologica, 2016, 41
（4）: 490–8.

[57] PATEL K K, KIM M K. Neuroendocrine tumors of the pancre-
as: endoscopic diagnosis [J]. Curr Opin Gastroenterol, 2008,
24（5）: 638–42.

[58] RUSTAGI T, FARRELL J J. Endoscopic diagnosis and treat-
ment of pancreatic neuroendocrine tumors [J]. J Clin Gastroen-
terol, 2014, 48（10）: 837–44.

[59] PULI S R, KALVA N, BECHTOLD M L, et al. Diagnostic ac-
curacy of endoscopic ultrasound in pancreatic neuroendocrine
tumors: a systematic review and meta analysis [J]. World J Gas-
troenterol, 2013, 19（23）: 3678–84.

[60] KOS–KUDŁA B, BLICHARZ–DORNIAK J, STRZELCZYK
J, et al. Diagnostic and therapeutic guidelines for gastro–en-
tero–pancreatic neuroendocrine neoplasms（recommended by
the Polish Network of Neuroendocrine Tumours）[J]. En-
dokrynologia Polska, 2017, 68（2）: 79–110.

[61] KIM M K. Endoscopic ultrasound in gastroenteropancreatic neu-
roendocrine tumors [J]. Gut and liver, 2012, 6（4）: 405–10.

[62] VAN ASSELT S J, BROUWERS A H, VAN DULLEMEN H
M, et al. EUS is superior for detection of pancreatic lesions

compared with standard imaging in patients with multiple endocrine neoplasia type 1 [J]. Gastrointest Endosc，2015，81（1）：159-67.e2.

[63] WHO CLASSIFICATION OF TUMOURS EDITORIAL BOARD. WHO classification of tumours of digestive system[M]. Lyon：IARC Press，2019.

[64] 滕晓东，李君，来茂德. 肿瘤病理诊断规范（胃肠胰神经内分泌肿瘤）[J]. 中华病理学杂志，2017，46（02）：76-8.

[65] 中国胃肠胰神经内分泌肿瘤病理诊断共识（2013版）[J]. 中华病理学杂志，2013，42（10）：691-4.

[66] 中国胃肠胰神经内分泌肿瘤病理诊断共识（2020版）[J]. 中华病理学杂志，2021，50（01）：14-20.

[67] 胃肠胰神经内分泌肿瘤诊治专家共识（2020·广州）[J]. 中华消化杂志，2021，41（02）：76-87.

[68] WHO CLASSIFICATION OF TUMOURS EDITORIAL BOARD. WHO classification of tumours of Troricic Tumours [M]. Lyon：IARC Press，2021.（WHO classification of tumours series，5th ed.

[69] RINDI G，KLIMSTRA D S，ABEDI-ARDEKANI B，et al. A common classification framework for neuroendocrine neoplasms：an International Agency for Research on Cancer（IARC）and World Health Organization（WHO）expert consensus proposal [J]. Modern pathology：an official journal of the United States and Canadian Academy of Pathology，Inc，2018，31（12）：1770-86.

[70] TRAVIS WD，BRAMBILLA E，BURKE AP，et al. WHO classification of tumours of the lung，pleura，thymus and heart. Lyon（France）：International Agency for Research on Cancer；2015.（WHO classification of tumours series，4th ed. vol.7.

[71] TRAVIS WD，BRAMBILLA E，MÜLLER-HERMELINK

HK, et al., editors. Pathology and genetics of tumours of the lung, pleura, thymus and heart. Lyon（France）: International Agency for Research on Cancer; 2004.（WHO classification of tumours series, 3rd ed, vol.10.

[72] 朱雄增，郑杰.中国胃肠胰神经内分泌肿瘤病理学诊断共识 [J]. 中华病理学杂志，2011，04：257-62.

[73] AJCC Cancer Staging Manual. 8th edition, New York, NY, Springer

[74] 陈洛海，周志伟，陈洁.美国癌症联合委员会（AJCC）第8版胃肠胰神经内分泌肿瘤分期解读及评价 [J]. 中华胃肠外科杂志，2017，20（09）：972-6.

[75] BASUROY R, SRIRAJASKANTHAN R, PRACHALIAS A, et al. Review article: the investigation and management of gastric neuroendocrine tumours [J]. Alimentary pharmacology & therapeutics, 2014, 39（10）: 1071-84.

[76] MAIONE F, CHINI A, MILONE M, et al. Diagnosis and Management of Rectal Neuroendocrine Tumors（NETs）[J]. Diagnostics（Basel, Switzerland）, 2021, 11（5）:

[77] CROSBY D A, DONOHOE C L, FITZGERALD L, et al. Gastric neuroendocrine tumours [J]. Digestive surgery, 2012, 29（4）: 331-48.

[78] THOMAS D, TSOLAKIS A V, GROZINSKY-GLASBERG S, et al. Long-term follow-up of a large series of patients with type 1 gastric carcinoid tumors: data from a multicenter study [J]. European journal of endocrinology, 2013, 168（2）: 185-93.

[79] SHAH M H, GOLDNER W S, BENSON A B, et al. Neuroendocrine and Adrenal Tumors, Version 2.2021, NCCN Clinical Practice Guidelines in Oncology [J]. Journal of the National Comprehensive Cancer Network: JNCCN, 2021, 19（7）: 839-68.

[80] GROZINSKY-GLASBERG S, ALEXANDRAKI K I, ANGE-

LOUSI A, et al. Gastric Carcinoids [J]. Endocrinol Metab Clin North Am, 2018, 47 (3): 645-60.

[81] KIM G H, KIM J I, JEON S W, et al. Endoscopic resection for duodenal carcinoid tumors: a multicenter, retrospective study [J]. J Gastroenterol Hepatol, 2014, 29 (2): 318-24.

[82] MATSUMOTO S, MIYATANI H, YOSHIDA Y. Future directions of duodenal endoscopic submucosal dissection [J]. World journal of gastrointestinal endoscopy, 2015, 7 (4): 389-95.

[83] HOTEYA S, KAISE M, IIZUKA T, et al. Delayed bleeding after endoscopic submucosal dissection for non-ampullary superficial duodenal neoplasias might be prevented by prophylactic endoscopic closure: analysis of risk factors [J]. Digestive endoscopy: official journal of the Japan Gastroenterological Endoscopy Society, 2015, 27 (3): 323-30.

[84] MATSUMOTO S, MIYATANI H, YOSHIDA Y, et al. Duodenal carcinoid tumors: 5 cases treated by endoscopic submucosal dissection [J]. Gastrointest Endosc, 2011, 74 (5): 1152-6.

[85] MORI H, SHINTARO F, KOBARA H, et al. Successful closing of duodenal ulcer after endoscopic submucosal dissection with over-the-scope clip to prevent delayed perforation [J]. Digestive endoscopy: official journal of the Japan Gastroenterological Endoscopy Society, 2013, 25 (4): 459-61.

[86] TAKIMOTO K, IMAI Y, MATSUYAMA K. Endoscopic tissue shielding method with polyglycolic acid sheets and fibrin glue to prevent delayed perforation after duodenal endoscopic submucosal dissection [J]. Digestive endoscopy: official journal of the Japan Gastroenterological Endoscopy Society, 2014, 26 Suppl 2 (46-9.

[87] MAKHLOUF H R, BURKE A P, SOBIN L H. Carcinoid tumors of the ampulla of Vater: a comparison with duodenal car-

cinoid tumors [J]. Cancer, 1999, 85（6）：1241-9.

[88] 陈洛海，陈洁，周志伟. 胃肠道神经内分泌肿瘤治疗最新指南解读 [J]. 中华胃肠外科杂志, 2016, 19（11）：1201-4.

[89] CHEUNG D Y, CHOI S K, KIM H K, et al. Circumferential submucosal incision prior to endoscopic mucosal resection provides comparable clinical outcomes to submucosal dissection for well-differentiated neuroendocrine tumors of the rectum [J]. Surgical endoscopy, 2015, 29（6）：1500-5.

[90] ZHONG D D, SHAO L M, CAI J T. Endoscopic mucosal resection vs endoscopic submucosal dissection for rectal carcinoid tumours: a systematic review and meta-analysis [J]. Colorectal disease: the official journal of the Association of Coloproctology of Great Britain and Ireland, 2013, 15（3）：283-91.

[91] CHOI C W, KANG D H, KIM H W, et al. Comparison of endoscopic resection therapies for rectal carcinoid tumor: endoscopic submucosal dissection versus endoscopic mucosal resection using band ligation [J]. J Clin Gastroenterol, 2013, 47（5）：432-6.

[92] 刘雪梅，庹必光. 胃肠神经内分泌肿瘤的内镜诊断与治疗 [J]. 中华胃肠外科杂志, 2021, 24（10）：854-60.

[93] PARTELLI S, CIROCCHI R, CRIPPA S, et al. Systematic review of active surveillance versus surgical management of asymptomatic small non-functioning pancreatic neuroendocrine neoplasms [J]. The British journal of surgery, 2017, 104（1）：34-41.

[94] KUO E J, SALEM R R. Population-level analysis of pancreatic neuroendocrine tumors 2 cm or less in size [J]. Ann Surg Oncol, 2013, 20（9）：2815-21.

[95] ZHANG X F, XUE F, DONG D H, et al. New Nodal Staging for Primary Pancreatic Neuroendocrine Tumors: A Multi-institutional and National Data Analysis [J]. Annals of surgery,

2021，274（1）：e28-e35.

[96] SCHURR P G，STRATE T，RESE K，et al. Aggressive surgery improves long-term survival in neuroendocrine pancreatic tumors： an institutional experience [J]. Annals of surgery，2007，245（2）：273-81.

[97] JIN K，XU J，CHEN J，et al. Surgical management for nonfunctional pancreatic neuroendocrine neoplasms with synchronous liver metastasis： A consensus from the Chinese Study Group for Neuroendocrine Tumors（CSNET）[J]. International journal of oncology，2016，49（5）：1991-2000.

[98] BERTANI E，FAZIO N，BOTTERI E，et al. Resection of the primary pancreatic neuroendocrine tumor in patients with unresectable liver metastases： possible indications for a multimodal approach [J]. Surgery，2014，155（4）：607-14.

[99] DE JONG M C，FARNELL M B，SCLABAS G，et al. Liver-directed therapy for hepatic metastases in patients undergoing pancreaticoduodenectomy： a dual-center analysis [J]. Annals of surgery，2010，252（1）：142-8.

[100] OBERG K，KVOLS L，CAPLIN M，et al. Consensus report on the use of somatostatin analogs for the management of neuroendocrine tumors of the gastroenteropancreatic system [J]. Ann Oncol，2004，15（6）：966-73.

[101] HAN X，LOU W. Concomitant pancreatic neuroendocrine tumors in hereditary tumor syndromes： who，when and how to operate? [J]. 胰腺病学杂志（英文），2019，2：48-53.

[102] RAZ D J，NELSON R A，GRANNIS F W，et al. Natural history of typical pulmonary carcinoid tumors： a comparison of nonsurgical and surgical treatment [J]. Chest，2015，147（4）：1111-7.

[103] KURUL I C，TOPçU S，TAŞTEPE I，et al. Surgery in bronchial carcinoids： experience with 83 patients [J]. Eur J Car-

diothorac Surg, 2002, 21 (5): 883-7.

[104] DIVISI D, CRISCI R. Carcinoid tumors of the lung and multi-modal therapy [J]. Thorac Cardiovasc Surg, 2005, 53 (3): 168-72.

[105] PHAN A T, OBERG K, CHOI J, et al. NANETS consensus guideline for the diagnosis and management of neuroendocrine tumors: well-differentiated neuroendocrine tumors of the thorax (includes lung and thymus) [J]. Pancreas, 2010, 39 (6): 784-98.

[106] HUANG Y, YANG X, LU T, et al. Assessment of the prognostic factors in patients with pulmonary carcinoid tumor: a population-based study [J]. Cancer medicine, 2018, 7 (6): 2434-41.

[107] BROWN L M, COOKE D T, JETT J R, et al. Extent of Resection and Lymph Node Assessment for Clinical Stage T1aN0M0 Typical Carcinoid Tumors [J]. Ann Thorac Surg, 2018, 105 (1): 207-13.

[108] KNEUERTZ P J, KAMEL M K, STILES B M, et al. Incidence and Prognostic Significance of Carcinoid Lymph Node Metastases [J]. Ann Thorac Surg, 2018, 106 (4): 981-8.

[109] DE LAAT J M, PIETERMAN C R, VAN DEN BROEK M F, et al. Natural course and survival of neuroendocrine tumors of thymus and lung in MEN1 patients [J]. J Clin Endocrinol Metab, 2014, 99 (9): 3325-33.

[110] YE L, WANG W, OSPINA N S, et al. Clinical features and prognosis of thymic neuroendocrine tumours associated with multiple endocrine neoplasia type 1: A single-centre study, systematic review and meta-analysis [J]. Clinical endocrinology, 2017, 87 (6): 706-16.

[111] FRILLING A, MODLIN I M, KIDD M, et al. Recommendations for management of patients with neuroendocrine liver me-

tastases [J]. Lancet Oncol, 2014, 15 (1): e8–21.

[112] PARTELLI S, BARTSCH D K, CAPDEVILA J, et al. EN-ETS Consensus Guidelines for Standard of Care in Neuroendocrine Tumours: Surgery for Small Intestinal and Pancreatic Neuroendocrine Tumours [J]. Neuroendocrinology, 2017, 105 (3): 255–65.

[113] LEWIS A, RAOOF M, ITUARTE P H G, et al. Resection of the Primary Gastrointestinal Neuroendocrine Tumor Improves Survival With or Without Liver Treatment [J]. Annals of surgery, 2019, 270 (6): 1131–7.

[114] PARTELLI S, INAMA M, RINKE A, et al. Long–Term Outcomes of Surgical Management of Pancreatic Neuroendocrine Tumors with Synchronous Liver Metastases [J]. Neuroendocrinology, 2015, 102 (1–2): 68–76.

[115] BERTANI E, FAZIO N, RADICE D, et al. Resection of the Primary Tumor Followed by Peptide Receptor Radionuclide Therapy as Upfront Strategy for the Treatment of G1–G2 Pancreatic Neuroendocrine Tumors with Unresectable Liver Metastases [J]. Ann Surg Oncol, 2016, 23 (Suppl 5): 981–9.

[116] KEUTGEN X M, NILUBOL N, GLANVILLE J, et al. Resection of primary tumor site is associated with prolonged survival in metastatic nonfunctioning pancreatic neuroendocrine tumors [J]. Surgery, 2016, 159 (1): 311–8.

[117] CHEN L, CHEN J. Perspective of neo–adjuvant/conversion and adjuvant therapy for pancreatic neuroendocrine tumors [J]. Journal of Pancreatology, 2019, 2: 91–99.

[118] VEZZOSI D, BENNET A, ROCHAIX P, et al. Octreotide in insulinoma patients: efficacy on hypoglycemia, relationships with Octreoscan scintigraphy and immunostaining with anti–sst2A and anti–sst5 antibodies [J]. European journal of endocrinology, 2005, 152 (5): 757–67.

[119] WOLTERING E A, WRIGHT A E, STEVENS M A, et al. Development of effective prophylaxis against intraoperative carcinoid crisis [J]. Journal of clinical anesthesia, 2016, 32: 189-93.

[120] BAUDIN E, CAPLIN M, GARCIA-CARBONERO R, et al. Lung and thymic carcinoids: ESMO Clinical Practice Guidelines for diagnosis, treatment and follow-up (☆) [J]. Ann Oncol, 2021, 32 (4): 439-51.

[121] WOLIN E M, BENSON III A B. Systemic Treatment Options for Carcinoid Syndrome: A Systematic Review [J]. Oncology, 2019, 96 (6): 273-89.

[122] BRODER M S, BEENHOUWER D, STROSBERG J R, et al. Gastrointestinal neuroendocrine tumors treated with high dose octreotide - LAR: a systematic literature review [J]. World J Gastroenterol, 2015, 21 (6): 1945-55.

[123] PAVEL M, VALLE J W, ERIKSSON B, et al. ENETS Consensus Guidelines for the Standards of Care in Neuroendocrine Neoplasms: Systemic Therapy - Biotherapy and Novel Targeted Agents [J]. Neuroendocrinology, 2017, 105 (3): 266-80.

[124] WOLIN E M, JARZAB B, ERIKSSON B, et al. Phase III study of pasireotide long-acting release in patients with metastatic neuroendocrine tumors and carcinoid symptoms refractory to available somatostatin analogues [J]. Drug design, development and therapy, 2015, 9: 5075-86.

[125] OBERG K. Interferon in the management of neuroendocrine GEP-tumors: a review [J]. Digestion, 2000, 62 Suppl 1: 92-7.

[126] PAVEL M, GROSS D J, BENAVENT M, et al. Telotristat ethyl in carcinoid syndrome: safety and efficacy in the TELE-CAST phase 3 trial [J]. Endocrine-related cancer, 2018, 25

（3）：309-22.

[127] ITO T，LEE L，JENSEN R T. Treatment of symptomatic neuroendocrine tumor syndromes：recent advances and controversies [J]. Expert opinion on pharmacotherapy，2016，17（16）：2191-205.

[128] DANIEL E，AYLWIN S，MUSTAFA O，et al. Effectiveness of Metyrapone in Treating Cushing's Syndrome：A Retrospective Multicenter Study in 195 Patients [J]. J Clin Endocrinol Metab，2015，100（11）：4146-54.

[129] YUEN K C，WILLIAMS G，KUSHNER H，et al. Association between mifepristone dose，efficacy，and tolerability in patients with cushing syndrome [J]. Endocrine practice：official journal of the American College of Endocrinology and the American Association of Clinical Endocrinologists，2015，21（10）：1087-92.

[130] RINKE A，MULLER HH，SCHADE-BRITTINGER C，et al. Placebo-controlled，double-blind，prospective，randomized study on the effect of octreotide LAR in the control of tumor growth in patients with metastatic neuroendocrine midgut tumors：a report from the PROMID Study Group. J Clin Oncol. 2009；27：4656e4663.

[131] YAO J C，PAVEL M，LOMBARD-BOHAS C，et al. Everolimus for the Treatment of Advanced Pancreatic Neuroendocrine Tumors：Overall Survival and Circulating Biomarkers From the Randomized，Phase III RADIANT-3 Study [J]. Journal of clinical oncology：official journal of the American Society of Clinical Oncology，2016，34（32）：3906-13.

[132] YAO J C，FAZIO N，SINGH S，et al. Everolimus for the treatment of advanced，non-functional neuroendocrine tumours of the lung or gastrointestinal tract（RADIANT-4）：a randomised，placebo-controlled，phase 3 study [J]. Lancet

(London, England), 2016, 387 (10022): 968-77.

[133] KULKE M H, RUSZNIEWSKI P, VAN CUTSEM E, et al. A randomized, open-label, phase 2 study of everolimus in combination with pasireotide LAR or everolimus alone in advanced, well-differentiated, progressive pancreatic neuroendocrine tumors: COOPERATE-2 trial [J]. Ann Oncol, 2019, 30 (11): 1846.

[134] PAVEL M E, HAINSWORTH J D, BAUDIN E, et al. Everolimus plus octreotide long-acting repeatable for the treatment of advanced neuroendocrine tumours associated with carcinoid syndrome (RADIANT-2): a randomised, placebo-controlled, phase 3 study [J]. Lancet (London, England), 2011, 378 (9808): 2005-12.

[135] PANZUTO F, RINZIVILLO M, SPADA F, et al. Everolimus in Pancreatic Neuroendocrine Carcinomas G3 [J]. Pancreas, 2017, 46 (3): 302-5.

[136] FAIVRE S, NICCOLI P, CASTELLANO D, et al. Sunitinib in pancreatic neuroendocrine tumors: updated progression-free survival and final overall survival from a phase III randomized study [J]. Ann Oncol, 2017, 28 (2): 339-43.

[137] CAPDEVILA J, FAZIO N, LOPEZ C, et al. Lenvatinib in Patients With Advanced Grade 1/2 Pancreatic and Gastrointestinal Neuroendocrine Tumors: Results of the Phase II TALENT Trial (GETNE1509) [J]. Journal of clinical oncology: official journal of the American Society of Clinical Oncology, 2021, 39 (20): 2304-12.

[138] PAVEL M, O'TOOLE D, COSTA F, et al. ENETS Consensus Guidelines Update for the Management of Distant Metastatic Disease of Intestinal, Pancreatic, Bronchial Neuroendocrine Neoplasms (NEN) and NEN of Unknown Primary Site [J]. Neuroendocrinology, 2016, 103 (2): 172-85.

[139] CLEWEMAR ANTONODIMITRAKIS P, SUNDIN A, WASSBERG C, et al. Streptozocin and 5-Fluorouracil for the Treatment of Pancreatic Neuroendocrine Tumors: Efficacy, Prognostic Factors and Toxicity [J]. Neuroendocrinology, 2016, 103 (3-4): 345-53.

[140] CHATZELLIS E, ANGELOUSI A, DASKALAKIS K, et al. Activity and Safety of Standard and Prolonged Capecitabine/Temozolomide Administration in Patients with Advanced Neuroendocrine Neoplasms [J]. Neuroendocrinology, 2019, 109 (4): 333-45.

[141] LAMARCA A, ELLIOTT E, BARRIUSO J, et al. Chemotherapy for advanced non-pancreatic well-differentiated neuroendocrine tumours of the gastrointestinal tract, a systematic review and meta-analysis: A lost cause? [J]. Cancer treatment reviews, 2016, 44: 26-41.

[142] GARCIA-CARBONERO R, SORBYE H, BAUDIN E, et al. ENETS Consensus Guidelines for High-Grade Gastroenteropancreatic Neuroendocrine Tumors and Neuroendocrine Carcinomas [J]. Neuroendocrinology, 2016, 103 (2): 186-94.

[143] SORBYE H, WELIN S, LANGER S W, et al. Predictive and prognostic factors for treatment and survival in 305 patients with advanced gastrointestinal neuroendocrine carcinoma (WHO G3): the NORDIC NEC study [J]. Ann Oncol, 2013, 24 (1): 152-60.

[144] SORBYE H, BAUDIN E, PERREN A. The Problem of High-Grade Gastroenteropancreatic Neuroendocrine Neoplasms: Well-Differentiated Neuroendocrine Tumors, Neuroendocrine Carcinomas, and Beyond [J]. Endocrinol Metab Clin North Am, 2018, 47 (3): 683-98.

[145] WELIN S, SORBYE H, SEBJORNSEN S, et al. Clinical effect of temozolomide-based chemotherapy in poorly differenti-

ated endocrine carcinoma after progression on first-line che-
motherapy [J]. Cancer, 2011, 117 (20): 4617-22.

[146] STROSBERG J, MIZUNO N, DOI T, et al. Efficacy and
Safety of Pembrolizumab in Previously Treated Advanced Neu-
roendocrine Tumors: Results From the Phase II KEYNOTE-
158 Study [J]. Clin Cancer Res, 2020, 26 (9): 2124-30.

[147] FAIVRE-FINN C, SNEE M, ASHCROFT L, et al. Concur-
rent once-daily versus twice-daily chemoradiotherapy in pa-
tients with limited -stage small-cell lung cancer (CON-
VERT): an open-label, phase 3, randomised, superiority
trial [J]. Lancet Oncol, 2017, 18 (8): 1116-25.

[148] SKARLOS D V, SAMANTAS E, BRIASSOULIS E, et al.
Randomized comparison of early versus late hyperfractionated
thoracic irradiation concurrently with chemotherapy in limited
disease small-cell lung cancer: a randomized phase II study
of the Hellenic Cooperative Oncology Group (HeCOG) [J].
Ann Oncol, 2001, 12 (9): 1231-8.

[149] HORN L, MANSFIELD A S, SZCZĘSNA A, et al. First-
Line Atezolizumab plus Chemotherapy in Extensive-Stage
Small-Cell Lung Cancer [J]. N Engl J Med, 2018, 379
(23): 2220-9.

[150] PAZ-ARES L, DVORKIN M, CHEN Y, et al. Durvalumab
plus platinum-etoposide versus platinum-etoposide in first-
line treatment of extensive-stage small-cell lung cancer
(CASPIAN): a randomised, controlled, open-label,
phase 3 trial [J]. Lancet (London, England), 2019, 394
(10212): 1929-39.

[151] EVANS W K, SHEPHERD F A, FELD R, et al. VP-16
and cisplatin as first-line therapy for small-cell lung cancer
[J]. Journal of clinical oncology: official journal of the Ameri-
can Society of Clinical Oncology, 1985, 3 (11): 1471-7.

[152] OKAMOTO H, WATANABE K, NISHIWAKI Y, et al. Phase II study of area under the plasma-concentration-versus-time curve-based carboplatin plus standard-dose intravenous etoposide in elderly patients with small-cell lung cancer [J]. Journal of clinical oncology: official journal of the American Society of Clinical Oncology, 1999, 17 (11): 3540-5.

[153] NODA K, NISHIWAKI Y, KAWAHARA M, et al. Irinotecan plus cisplatin compared with etoposide plus cisplatin for extensive small-cell lung cancer [J]. N Engl J Med, 2002, 346 (2): 85-91.

[154] SCHMITTEL A, FISCHER VON WEIKERSTHAL L, SEBASTIAN M, et al. A randomized phase II trial of irinotecan plus carboplatin versus etoposide plus carboplatin treatment in patients with extended disease small-cell lung cancer [J]. Ann Oncol, 2006, 17 (4): 663-7.

[155] MOERTEL C G, KVOLS L K, O'CONNELL M J, et al. Treatment of neuroendocrine carcinomas with combined etoposide and cisplatin. Evidence of major therapeutic activity in the anaplastic variants of these neoplasms [J]. Cancer, 1991, 68 (2): 227-32.

[156] ZHANG P, LI J, LI J, et al. Etoposide and cisplatin versus irinotecan and cisplatin as the first-line therapy for patients with advanced, poorly differentiated gastroenteropancreatic neuroendocrine carcinoma: A randomized phase 2 study [J]. Cancer, 2020, 126 Suppl 9 (Suppl 9): 2086-92.

[157] FINE R L, GULATI A P, KRANTZ B A, et al. Capecitabine and temozolomide (CAPTEM) for metastatic, well-differentiated neuroendocrine cancers: The Pancreas Center at Columbia University experience [J]. Cancer Chemother Pharmacol, 2013, 71 (3): 663-70.

[158] OKITA N T, KATO K, TAKAHARI D, et al. Neuroendo-

crine tumors of the stomach: chemotherapy with cisplatin plus irinotecan is effective for gastric poorly-differentiated neuroendocrine carcinoma [J]. Gastric cancer: official journal of the International Gastric Cancer Association and the Japanese Gastric Cancer Association, 2011, 14 (2): 161-5.

[159] BAJETTA E, CATENA L, PROCOPIO G, et al. Are capecitabine and oxaliplatin (XELOX) suitable treatments for progressing low-grade and high-grade neuroendocrine tumours? [J]. Cancer Chemother Pharmacol, 2007, 59 (5): 637-42.

[160] LE D T, DURHAM J N, SMITH K N, et al. Mismatch repair deficiency predicts response of solid tumors to PD-1 blockade [J]. Science (New York, NY), 2017, 357 (6349): 409-13.

[161] HICKS R J, KWEKKEBOOM D J, KRENNING E, et al. ENETS Consensus Guidelines for the Standards of Care in Neuroendocrine Neoplasia: Peptide Receptor Radionuclide Therapy with Radiolabeled Somatostatin Analogues [J]. Neuroendocrinology, 2017, 105 (3): 295-309.

[162] CARLSEN E A, FAZIO N, GRANBERG D, et al. Peptide receptor radionuclide therapy in gastroenteropancreatic NEN G3: a multicenter cohort study [J]. Endocrine-related cancer, 2019, 26 (2): 227-39.

[163] CARMONA-BAYONAS A, JIMéNEZ-FONSECA P, LA-MARCA Á, et al. Prediction of Progression-Free Survival in Patients With Advanced, Well-Differentiated, Neuroendocrine Tumors Being Treated With a Somatostatin Analog: The GETNE-TRASGU Study [J]. Journal of clinical oncology: official journal of the American Society of Clinical Oncology, 2019, 37 (28): 2571-80.

[164] WANG Y H, LIN Y, XUE L, et al. Relationship between

clinical characteristics and survival of gastroenteropancreatic neuroendocrine neoplasms: A single-institution analysis (1995-2012) in South China [J]. BMC endocrine disorders, 2012, 12: 30.

[165] FRILLING A, LI J, MALAMUTMANN E, et al. Treatment of liver metastases from neuroendocrine tumours in relation to the extent of hepatic disease [J]. The British journal of surgery, 2009, 96 (2): 175-84.

[166] MOHAN H, NICHOLSON P, WINTER D C, et al. Radiofrequency ablation for neuroendocrine liver metastases: a systematic review [J]. J Vasc Interv Radiol, 2015, 26 (7): 935-42.

[167] FAIRWEATHER M, SWANSON R, WANG J, et al. Management of Neuroendocrine Tumor Liver Metastases: Long-Term Outcomes and Prognostic Factors from a Large Prospective Database [J]. Ann Surg Oncol, 2017, 24 (8): 2319-25.

[168] NORLéN O, STåLBERG P, ZEDENIUS J, et al. Outcome after resection and radiofrequency ablation of liver metastases from small intestinal neuroendocrine tumours [J]. The British journal of surgery, 2013, 100 (11): 1505-14.

[169] AKYILDIZ H Y, MITCHELL J, MILAS M, et al. Laparoscopic radiofrequency thermal ablation of neuroendocrine hepatic metastases: long-term follow-up [J]. Surgery, 2010, 148 (6): 1288-93.

[170] STROSBERG J R, CHEEMA A, KVOLS L K. A review of systemic and liver-directed therapies for metastatic neuroendocrine tumors of the gastroenteropancreatic tract [J]. Cancer control: journal of the Moffitt Cancer Center, 2011, 18 (2): 127-37.

[171] PERICLEOUS M, CAPLIN M E, TSOCHATZIS E, et al.

Hepatic artery embolization in advanced neuroendocrine tumors：Efficacy and long-term outcomes [J]. Asia-Pacific journal of clinical oncology，2016，12（1）：61-9.

[172] 刘一铭，连帆，周翔飞，等.肝动脉栓塞术联合长效奥曲肽降低中低级别神经内分泌瘤肝转移负荷的疗效及安全性分析 [J].中华医学杂志，2019，15：1142-6.

[173] 刘海宽，陈文川，刘一铭，等.肝动脉栓塞术治疗42例低-中级别乏血供型神经内分泌肿瘤肝转移的近期疗效及安全性分析 [J]. 中华介入放射学电子杂志，2020，8（02）：130-4.

[174] 王于，陈洁.胰腺神经内分泌肿瘤复杂肝转移的介入及药物治疗策略 [J]. 协和医学杂志，2020，11（04）：389-94.

[175] FRILLING A，CLIFT A K. Therapeutic strategies for neuroendocrine liver metastases [J]. Cancer，2015，121（8）：1172-86.

[176] DEL PRETE M，FIORE F，MODICA R，et al. Hepatic arterial embolization in patients with neuroendocrine tumors [J]. Journal of experimental & clinical cancer research：CR，2014，33（1）：43.

[177] ZENER R，YOON H，ZIV E，et al. Outcomes After Transarterial Embolization of Neuroendocrine Tumor Liver Metastases Using Spherical Particles of Different Sizes [J]. Cardiovascular and interventional radiology，2019，42（4）：569-76.

[178] ENGELMAN E S，LEON-FERRE R，NARAEV B G，et al. Comparison of transarterial liver-directed therapies for low-grade metastatic neuroendocrine tumors in a single institution [J]. Pancreas，2014，43（2）：219-25.

[179] SAXENA A，CHUA T C，BESTER L，et al. Factors predicting response and survival after yttrium-90 radioembolization of unresectable neuroendocrine tumor liver metastases：a critical appraisal of 48 cases [J]. Annals of surgery，2010，251

(5): 910-6.

[180] BHAGAT N, REYES D K, LIN M, et al. Phase II study of chemoembolization with drug-eluting beads in patients with hepatic neuroendocrine metastases: high incidence of biliary injury [J]. Cardiovascular and interventional radiology, 2013, 36 (2): 449-59.

[181] BEAN M B, LIU Y, JIANG R, et al. Small Cell and Squamous Cell Carcinomas of the Head and Neck: Comparing Incidence and Survival Trends Based on Surveillance, Epidemiology, and End Results (SEER) Data [J]. Oncologist, 2019, 24 (12): 1562-9.

[182] VAN DER LAAN T P, IEPSMA R, WITJES M J, et al. Meta-analysis of 701 published cases of sinonasal neuroendocrine carcinoma: The importance of differentiation grade in determining treatment strategy [J]. Oral oncology, 2016, 63: 1-9.

[183] POINTER K B, KO H C, BROWER J V, et al. Small cell carcinoma of the head and neck: An analysis of the National Cancer Database [J]. Oral oncology, 2017, 69: 92-8.

[184] CHUN S G, SIMONE C B, 2ND, AMINI A, et al. American Radium Society Appropriate Use Criteria: Radiation Therapy for Limited-Stage SCLC 2020 [J]. J Thorac Oncol, 2021, 16 (1): 66-75.

[185] GRØNBERG B H, KILLINGBERG K T, FLØTTEN Ø, et al. High-dose versus standard-dose twice-daily thoracic radiotherapy for patients with limited stage small-cell lung cancer: an open-label, randomised, phase 2 trial [J]. Lancet Oncol, 2021, 22 (3): 321-31.

[186] HIGGINS K A, SIMONE C B, 2ND, AMINI A, et al. American Radium Society Appropriate Use Criteria on Radiation Therapy for Extensive-Stage SCLC [J]. J Thorac Oncol,

2021, 16 (1): 54-65.

[187] MAY M S, KINSLOW C J, ADAMS C, et al. Outcomes for localized treatment of large cell neuroendocrine carcinoma of the lung in the United States [J]. Translational lung cancer research, 2021, 10 (1): 71-9.

[188] WEGNER R E, ABEL S, HASAN S, et al. The role of adjuvant therapy for atypical bronchopulmonary carcinoids [J]. Lung Cancer, 2019, 131: 90-4.

[189] UPRETY D, HALFDANARSON T R, MOLINA J R, et al. Pulmonary Neuroendocrine Tumors: Adjuvant and Systemic Treatments [J]. Curr Treat Options Oncol, 2020, 21 (11): 86.

[190] ZHAO Y, GU H, FAN L, et al. Comparison of clinical features and survival between thymic carcinoma and thymic carcinoid patients [J]. Eur J Cardiothorac Surg, 2017, 52 (1): 33-8.

[191] CATTRINI C, CERBONE L, RUBAGOTTI A, et al. Prognostic Variables in Patients With Non-metastatic Small-cell Neuroendocrine Carcinoma of the Bladder: A Population-Based Study [J]. Clinical genitourinary cancer, 2019, 17 (4): e724-e32.

[192] LIM J H, SUNDAR S. Prognosis of early stage small cell bladder cancer is not always dismal [J]. ESMO Open, 2019, 4 (6): e000559.

[193] NIU Q, LU Y, XU S, et al. Clinicopathological characteristics and survival outcomes of bladder neuroendocrine carcinomas: a population-based study [J]. Cancer management and research, 2018, 10: 4479-89.

[194] TEMPFER C B, TISCHOFF I, DOGAN A, et al. Neuroendocrine carcinoma of the cervix: a systematic review of the literature [J]. BMC cancer, 2018, 18 (1): 530.

[195] PANG L, YANG H, NING Y, et al. Retrospective Analysis of Clinicopathological Features and Prognosis of Gynecological Small-Cell Carcinoma [J]. Cancer management and research, 2021, 13: 4529-40.

[196] DONG M, GU X, MA T, et al. The role of radiotherapy in neuroendocrine cervical cancer: SEER-based study [J]. Science progress, 2021, 104 (2): 368504211009336.

[197] LIN L M, LIN Q, LIU J, et al. Prognostic factors and treatment comparison in small cell neuroendocrine carcinoma of the uterine cervix based on population analyses [J]. Cancer medicine, 2020, 9 (18): 6524-32.

[198] BHATIA S, STORER B E, IYER J G, et al. Adjuvant Radiation Therapy and Chemotherapy in Merkel Cell Carcinoma: Survival Analyses of 6908 Cases From the National Cancer Data Base [J]. J Natl Cancer Inst, 2016, 108 (9).

[199] ANDRUSKA N, FISCHER-VALUCK B W, MAHAPATRA L, et al. Association Between Surgical Margins Larger Than 1 cm and Overall Survival in Patients With Merkel Cell Carcinoma [J]. JAMA dermatology, 2021, 157 (5): 540-8.

[200] ANDRUSKA N, MAHAPATRA L, BRENNEMAN R J, et al. Regional lymph node irradiation in locally advanced Merkel cell carcinoma reduces regional and distant relapse and improves disease-specific survival [J]. Radiotherapy and oncology: journal of the European Society for Therapeutic Radiology and Oncology, 2021, 155: 246-53.

[201] CHEN Y, HAN D, ZHU J, et al. A Prospective and Retrospective Clinical Controlled Observation of Chinese Herbal Decoction (SMLJ01) for Type 1 Gastric Neuroendocrine Tumors [J]. Integr Cancer Ther, 2020, 19: 1534735420958488.

[202] LAMB B W, SEVDALIS N, VINCENT C, et al. Develop-

ment and evaluation of a checklist to support decision making in cancer multidisciplinary team meetings: MDT-QuIC [J]. Ann Surg Oncol, 2012, 19 (6): 1759-65.

[203] TAMAGNO G, SHEAHAN K, SKEHAN S J, et al. Initial impact of a systematic multidisciplinary approach on the management of patients with gastroenteropancreatic neuroendocrine tumor [J]. Endocrine, 2013, 44 (2): 504-9.